체질침의 새로운 처방, ZBPset

임상**8**체질연구회 엮음

체질침의 새로운 처방, ZBPset

임상**8**체질연구회 엮음

杏林書院

體質鍼의 새로운 처방, ZBPset

우리는 체질침의 새로운 처방 형식인 ZBPset을 제안하려고 한다. 이것은 2017년 6월 이전의 체질침 자료에서는 보지 못했던 처방이다. 새 생각이다.

우리 임상8체질연구회(약칭, 臨八研)는 2016년 1월에 창립하였고 매월 정기모임을 열고 있다. 2016년 4월부터는 정기모임 외에 별도의 임상토론 모임을 조직하였다. 임상토론 모임의 구성원은 매달 자신의 임상례를 들고 나와서 발표하고 토론을 한다.

체질침은 어떤 질병과 증상을 상대하더라도 卓越하다. 그런데 臨床街에, '체질침은 근골격계 질환에는 비교적 취약하다'는 通念이 있었다. 하지만 이에 대하여는 우리가 2016년 4월에 발표한, 「척추성 질환에 대한 체질침 처방 운용법」을 통하여 그런 생각이 잘못되었다는 것을 밝힌 바 있다.

우리가 이번에 보고하는 새로운 처방 형식 ZBPset이 적용되는 범주가, 그동안 체질침의 치료처방 자료가 많이 축적되지 않아서, 체질침의 치료 대상에서는 소외된 것처럼 느껴졌던 영역이 아닐까 생각한다. 이런 때에 일반적인 한의사는 近位 鍼法과 뜸, 그리고 藥鍼 등의 치료 도구를 적용할 것이다.

우리 臨八研의 회원들은 각자의 임상에서 처한 처지와 상황이 아주 다양하다. 그래서 여기에 모은 임상 보고서들도 다양한 水準에서 작성된 것이다. 하지만 ZBPset이 보여주는 치료 효과는 치료자의 수준에 상관없이 迅速하며 또한 一貫되게 나타나고 있음을 독자들은 확인할 수 있을 것이다. 이것이 바로 8체질의학의 체질침이 가지고 있는 특징이며 경쟁력이다.

경한의원의 박민학 원장이 臨八研의 임상토론방에서 이 처방 형식을 처음 제안한 것은 2017년 6월 5일이다. 박민학 원장이 경험한 사례들을 정리해서 임상토론 모임에서 구성원들과 나누었고, 이후에 서로의 경험을 추가하면서 ZBPset의 치료효과를 檢證하였다. 그리고 치료 효과가 검증되었다고 판단하여 7월 9일에 전체 회원들에게 알리고, ZBPset을 활용한 회원들의 임상사례를 모았다.

이러한 우리의 경험이 모이고 쌓여서 끊임없이 새로운 생각을 發想하게 하는
動力과 밑거름이 되리라고 굳게 믿는다.

2017년 11월 8일

임상8체질연구회 이강재 씀

CONTENTS

TIP

大器가 晚成이라면, 큰 질그릇을 만드는 사람이 갖추어야 할 가장 기본적인 德目은 끈기일 것이다. 질그릇이란 가우디의 성가족성당처럼 만들어가면서 그 탁월함을 드러낼 수 있는 것도 아니다. 다 만들기 전에는 그저 평범한 진흙덩어리로 보일 뿐이다.

지금의 나는 成形되어가는 진흙덩어리일 뿐이고, 쉬지 않고 바닥을 기어 기필코 남아 있는 날들의 끝에 이르러야 한다.

[1] ZBPset

- ▣ ZBPset에 대한 가설
- ▣ 박민학 원장이 ZBPset을 활용한 치료 사례
- ▣ ZBPset에 대한 이강재 원장의 판단과 제안
- ▣ 체질별 ZBPset 장부혈 구성표

▣ ZBPset에 대한 가설 ▣

2017년 6월 5일에 경한의원 박민학 원장이 臨八硏 임상토론방에서, ZBPset을 운용하기 위한 개념에 대해서 설명하였다.

박민학 원장은, "체질침 치료에서 신경과 근육의 염증으로 인한 질환은 KZP, KZ를 사용한다. 腱이나 靭帶의 염증에는 그동안 KBa, KBc에 KZP 혹은 KZ를 겸해서 사용한다고 알려져 있었다. 하지만 위와 같은 침 처방만으로는 부족한 경우가 있었다."고 하면서 삼차신경통에 쓰이는 ZFPset에서 아이디어를 얻었다고 하였다.

ZFPset는 혈관염에 의한 신경장애로 발생하는 삼차신경통이나 반측성 안면경련에 쓰인다. 삼차신경통은 혈관(F)과 신경(Z)의 문제라는 것이다.[1]

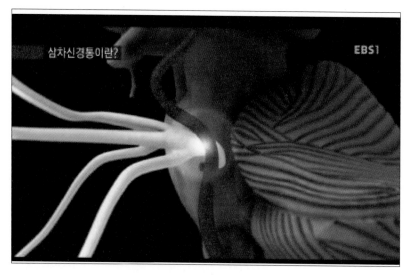

2)

腱(tendon)은 근육을 뼈에 부착시키는 섬유성 연부 조직이고, 靭帶(ligament)는 뼈와 뼈 사이를 연결해주는 강인한 섬유성 결합 조직이다.

---

1) 『임상 8체질의학 Ⅰ』 p.45
2) EBS 명의 407회 방송분 동영상에서 캡처함.

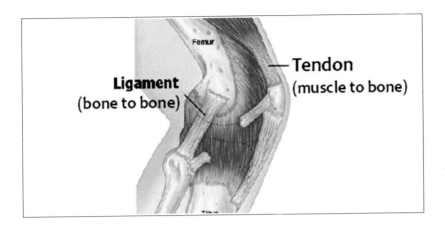

혈관(F)과 신경(Z)의 문제처럼, 인대나 건(B)과 신경(Z)의 문제라면 ZBP가 가능할 수도 있겠다고 생각한 것이다. 삼차신경통은 삼차신경에 인접한 국소적인 혈관의 염증 때문에 발생하고 그것에 대응하는 처방이 ZFPset이다. 그렇다면 국소적인 腱과 靭帶의 염증으로 인해 발생하는 통증과 저림 등 신경장애[3]를 치료하는 처방으로 ZBPset이 성립할 수도 있겠다는 것이다. 이런 경우는 아래의 그림처럼 주관증후군(팔꿈치터널증후군)이나 손목터널증후군 등의 사례에서 찾아볼 수 있다.

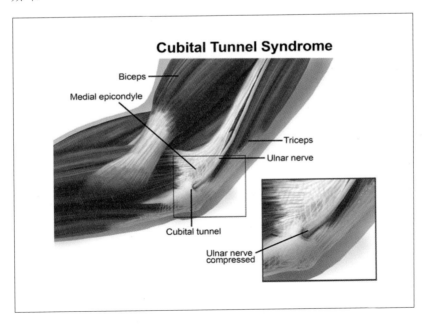

---

3) 腱과 靭帶의 염증 : B / 신경장애 : Z

박민학 원장은 ZBPset을 도출한 아이디어와 운용개념에 대해서 설명한 후에, 자신의 立論에 따라 치료한 임상사례 10 case를 소개하였다.

TIP

체질침 처방은 個人에게 固定된다.

질병이 단순한 상태일 때는 낮은 단계의 처방으로 쉽게 해결되므로, 이런 사실이 현저히 드러나지는 않는다. 하지만 높은 단계의 처방이 필요한 상태일 때는 이런 상황이 두드러지게 된다. 환자들이 지닌 기본적인 조건은 같은 체질이라도 다를 수 있고, 환자들의 질병 이력과 상황 또한 다양하기 때문이다.

▣ 박민학 원장이 ZBPset을 활용한 치료 사례 ▣

[Case 1] 뒷목 통증

신OO	금음체질	남	1941년생(75세)
증상	경추 1~3번 부근 뒷목이 아픈데 목을 돌릴 때마다 우두둑 소리가 나고 아프다.		
치료 경과	ZBP로 2회 치료 후, 소리가 안 나고 목이 매우 편해짐.		

[Case 2] 어깨 통증

홍OO	목양체질	여	1941년생(75세)
증상	왼쪽 팔을 후상방으로 들 때 어깨가 아프다.		
치료 경과	여러 가지 처방에 반응이 별로 없다가, ZBP로 치료 후에 통증이 눈에 띄게 호전됨.		

[Case 3] 어깨 통증

김OO	목음체질	여	1948년생(69세)
증상	오른쪽 견관절이 아파서 뒷짐을 못 진다. 오른쪽 팔을 선서하는 자세를 한 후 뒤로 하려면 팔이 아파서 뒤로 가지 않는다. 痛處의 라인은 대장경과 심포경이다.		
치료 경과	KZPK' + KFPK'에 30% 정도 호전되었다가 정체 상태였다. ZBP + ZBPK'로 통증이 많이 감소되고, 뒷짐 지는 것은 다 되고 만세 동작에서 뒤로 가는 자세도 거의 회복됨.		

[Case 4] 손목 통증_건초염

OO	금음체질	여	36세
증상	사무직으로 마우스를 많이 사용한다. 한달 전부터 오른쪽 경거 부위가 아파서 엄지손가락을 뒤로 젖힐 때마다 아프고, 오른쪽 손목을 옆으로 젖히면 아프다.		
치료 경과	ZBP로 치료 후, 신기하게 통증이 거의 사라졌다.		

[Case 5] 대퇴 통증_장경인대 염증

김OO	금양체질	남	1938년생(79세)
증상	왼쪽 대퇴 膽經 라인이 아프다.		
치료 경과	여러 처방 중에서 KZPK' + KFPK'의 반응이 가장 좋았는데, 일정 부분 호전되다가 효력이 정지 상태였다. ZBPK'를 쓰니 통증이 많이 호전됨.		

[Case 6] 사타구니 통증_샅인대 염증

전OO	목양체질	여	1965년생(51세)
증상	왼쪽 사타구니가 아프다. 신발에 지퍼가 있는데 서서 지퍼를 잠그려고 하면 아프다, 세신사로 일하는데, 일하면서 자세를 바꿀 때 아프다. 4)		
치료 경과	ZBP로 3회 치료 후, 통증이 거의 소실됨.		
샅인대	 Inguinal Ligament		

[Case 7] 무릎 통증

우-OO	토음체질	여	1933년생(83세)
증상	오른쪽 무릎에서 우두둑 소리가 난다. 무릎이 아프다.		
치료 경과	ZBP로 5회 치료 후, 무릎에서 소리가 안 난다.5)		

---

4) 정형외과에서 치료를 받았으나 효과가 하나도 없자 MRI를 찍어보자고 했다 함.
5) 몇 년 전에 새끼발가락 힘줄을 다쳐서 계속 아팠는데, 그것도 신기하게 나았다. (환자분이 처음에는 발가락 통증을 호소하지 않았다.)

[Case 8] 오금 통증_인대 염증

강OO	목양체질	여	1942년생(74세)
증상	왼쪽 오금이 당기고 아파서 걷기가 힘들고 잘 구부려지지 않는다.6)		
치료 경과	ZBP로 4회 치료 후, 무릎의 가동범위가 좋아지고 보행이 편해짐.		

[Case 9] 발목 통증_인대 염증

OO	금음체질	남	51세
증상	왼쪽 발목에 10년 전에 철심을 박았다. 현재 왼쪽 발목을 다친 적도 없는데 보행 시마다 아프다.		
치료 경과	ZBP로 치료 후, 통증이 반 이상 없어짐.		

[Case 10] 아킬레스건 부위 통증_인대 염증

강OO	토음체질	남	1969년생(48세)
증상	작년에 스포츠댄스를 하다가 왼쪽 발목을 다쳤는데 아킬레스건 부위가 아프다. 스포츠댄스가 너무 재미있어서 중단할 수가 없다. 시장에서 생선 파는 일을 하는데 요즘 들어 계속 아프다.		
치료 경과	2016년에 KBc + KZP / KZPB + KBc로 치료를 했으나 통증이 남아있는 상태였다. ZBP로 4회 치료 후, 통증이 거의 사라짐.		

이상과 같이 ZBPset은 건과 인대의 염증으로 인한 통증이나 관절동작 장애에 치료효과가 있음을 확인할 수 있었다.

아울러 박민학 원장은, "건초염 환자가 있었는데 그 분에게는 ZBP가 효과가 없었다. 자세히 살펴보니 그 환자분은 원래부터 경추디스크가 있고 주관절 엘보우 증상이 있었다. 그 분에게는 KBa + KZP를 쓰니 효과가 있었다."고 하면서, 척

---

6) 처음에는 척추증상으로 보고, KZP나 DZPset을 썼는데 별다른 효과가 없어서, 무릎 주위를 자세히 살펴보니 무릎 뒤쪽의 인대에 압통이 심했다.

추성 질환을 겸하고 있을 때 ZBPset을 단독으로 적용해서는 효과가 나타나지 않는 것 같다고 하였다.

따라서 ZBPset은 척추성 혹은 신경성이 아닌, 국소적인 건과 인대의 염증성 질환으로 인한 통증과 동작 장애에 사용할 수 있을 것이다. 그런 의미에서 위에 든 사례에서 보이는 임상 증상뿐만 아니라 다양한 건과 인대의 염증성 질환에 ZBPset를 응용할 수 있다고 판단한다고 결론을 지었다.

TIP

치료 효과가 없는 경우
1. 체질감별의 오류
2. 체질이 맞아도 처방이 적합하지 않은 경우
3. 체질과 처방이 맞지만 치료회수가 부족한 경우

■ ZBPset에 대한 이강재 원장의 판단과 제안 ■

삼차신경통에 응용하는 처방인 ZFPK'D'와 ZFPD'K'에 사용된 ZFPset를 혈관염 (F)에 의한 신경장애(Z)로 해석한 것은 순전히 개인적인 생각이었다.

어느날 EBS에서 방송하는 명의라는 프로그램을 우연히 보게 되었는데, 그 방송에서는 성균관대 의대 박관 교수가 삼차신경통을 수술하는 장면을 그래픽으로 설명해주었던 것이다. 그래서 삼차신경통의 발생 원인에 대해서 알게 되었고, 이것으로 삼차신경통에 응용하는 체질침 처방인 ZFPset을 설명할 수 있겠다고 생각했다.

박관 교수의 설명처럼 삼차신경통은 혈관(F)과 신경(Z)의 문제이며, 이것은 바로 삼차신경통을 치료하는 체질침 처방인 ZFPset에 그대로 구현되어 있었던 것이다.

1단	2단	3단
Z	F	P
질병의 결과	질병의 원인	신경방
증상	처방의 목표	自火/相火 조절방
신경 통증	혈관 염증	

그래서 이런 인식을 바탕으로 여타의 체질침 처방들을 해석할 때도 일정한 법칙과 이론을 도출할 수 있다고 판단했다. 이런 내용을 「의료인을 위한 체질학교」 강의 중에 말하곤 했는데, 박민학 원장이 이것을 떠올렸던 것이다.

나는 2013년에 『학습 8체질의학 Ⅱ』를 통해서, 체질침 고단방에 운용된다고 짐작한 40개의 set처방을 보고[7]한 바 있다.

---

7) 『학습 8체질의학 Ⅱ』 p.55

【표 1】 set처방의 종류

1_1	KZP	1_2	K'VP'	1_1_1	ZKP	1_2_1	VK'P'
2_1	KVP	2_2	K'ZP'	2_1_1	VKP	2_2_1	ZK'P'
3_1	KFP	3_2	K'BP'	3_1_1	FKP	3_2_1	BK'P'
4_1	KBP	4_2	K'FP'	4_1_1	BKP	4_2_1	FK'P'
5_1	KDP	5_2	K'D'P'	5_1_1	DKP	5_2_1	D'K'P'
6_1	DFP	6_2	D'BP'	6_1_1	FDP	6_2_1	BD'P'
7_1	DBP	7_2	D'FP'	7_1_1	BDP	7_2_1	FD'P'
8_1	DZP	8_2	D'VP'	8_1_1	ZDP	8_2_1	VD'P'
9_1	FZP	9_2	BVP'	9_1_1	ZFP	9_2_1	VBP'
10_1	DVP	10_2	D'ZP'	10_1_1	VDP	10_2_1	ZD'P'

그런데 박민학 원장이 보고한 ZBPset은 이 40개에 들어 있지 않다. 나는 위 40개 형식들을 궁리할 때, 당시까지 모았던 체질침 처방 자료들을 참고했었다. 그러니까 결론적으로 말하자면 ZBPset는 체질침의 역사에서 운용된 적이 없는 처방 형식일 가능성이 많다는 것이다. 이런 의미로 박민학 원장의 생각은 아주 창의적이며 혁신적이다.

1단	2단	3단
Z	B	P
질병의 결과	질병의 원인	신경방
증상	처방의 목표	自火/相火 조절방
신경 통증, 관절 장애	건과 인대의 염증	

그리고 무엇보다도 이 처방이, 한의원의 진료현장에서 마주하게 되는 다양한 근골격계 통증 질환에 활용될 수 있다는 확신이 생겼다. 그래서 임상토론방에 참여하고 있는 구성원들끼리 6월 한 달 동안 이 처방을 적극적으로 적용하여 임상토론방 7월 모임에서 집중적으로 토론해보자고 제안하였다.

그런 후에 7월 모임 때 구성원들의 임상사례들이 모아졌고 이 처방에 대한 구체적인 의견을 나누게 되었다. 이상의 과정을 통해서 ZBPset을 응용한 처방이 임상현장에서 많이 활용될 수 있다고 판단할 수 있었다.

그래서 2017년 7월 9일에 임팔연의 단체카톡방을 통해서 이상의 내용을 보고하고, 회원들에게 이 새로운 처방 형식을 적극적으로 활용해 볼 것을 제안하였다.[8] 그리고 의미 있는 결과물이 생기면 적극적으로 사례 보고를 해 줄 것을 당부하였다.

TIP

癌腫이 어려운 이유는 많은 경우에 특별한 사인(syndroms)이 없기 때문이다.

체질침 처방을 운용한다고 하여도 처방을 적용할 구체적인 근거가 없다.

---

8) 이런 Tip을 달았다.

"이 처방은 효과가 아주 신속합니다. 그러니 5회 이내의 치료에서 효과가 나타나지 않는다면 그것은 체질감별의 오류이거나 이 처방 형식의 적응증이 아니라고 판단하시면 되겠습니다."

체질	Z		B		P
Pul./Hep.	Ⅶ 肺方		Ⅵ 胃方		Ⅲ"
	Ⅴ'5Ⅶ'5	Ⅰ'1Ⅶ'1	Ⅷ'8Ⅵ'8	Ⅹ'0Ⅵ'0	Ⅲ"5 Ⅲ"9
	태백태연	대돈소상	상양여태	통곡내정	대릉 곡택
Pan./Ren.	Ⅴ 膵方		Ⅳ 小腸方		Ⅲ'
	Ⅲ'3Ⅴ'3	Ⅸ'9Ⅴ'9	Ⅵ'6Ⅳ'6	Ⅷ'8Ⅳ'8	Ⅲ'5 Ⅲ'9
	소부대도	음곡음릉	삼리소해	상양소택	신문 소해
Col./Cho.	Ⅰ 肝方		Ⅳ 小腸方		Ⅲ'
	Ⅶ'7Ⅰ'7	Ⅲ'3Ⅰ'3	Ⅹ'0Ⅳ'0	Ⅱ'2Ⅳ'2	Ⅲ'7 Ⅲ'1
	경거중봉	소부행간	통곡전곡	임읍후계	영도 소충
Gas./Ves.	Ⅸ 腎方		Ⅱ 膽方		Ⅲ"
	Ⅴ'5Ⅸ'5	Ⅰ'1Ⅸ'1	Ⅷ'8Ⅱ'8	Ⅹ'0Ⅱ'0	Ⅲ"7 Ⅲ"1
	태백태계	대돈용천	상양규음	통곡협계	간사 중충

■ 체질별 ZBPset 장부혈 구성표 ■

[2] 머리

- ▣ 눈의 이물감
- ▣ 잇몸 통증
- ▣ 치주염
- ▣ 편두통

■ 눈의 이물감 ■ 1)		
OO	여	44세

[1] 초진일 : 2017년 10월 30일(月)

[2] C/C : 기상 후부터 눈 이물감으로 렌즈를 끼지 못함.

[3] P/H : 별무

[4] 감별체질 : 토음체질(Gas.)

[5] 치료경과

회수	날짜	치료 및 경과
1	10. 30.	IXoⅡoⅢ"oⅡo ×3 2)
2	10. 31.	자침 후 1-2시간 내에 점점 개선되었고, 다음날 기상 후 완전히 호전됨.3)

[6] 고찰

눈이라 膽經을 시험삼아 붙여서 득효했다.4)

---

1) 보고자 : 경희빛과소금한의원 박동희
2) [IXoⅡoⅢ"oⅡo] 이 처방은 ZBPB로 2단과 4단에 膽方이 중복되었다. 체질침 처방은 이렇게 동일한 처방을 중복하여 쓰지는 않는다.
3) 2단에 위치한 B방은 감염증에도 유효하므로, 이 환자의 경우는 눈의 감염증이었다고 판단된다.
4) 우리 臨八硏의 회원들은 각자의 임상현장에서 처한 처지와 상황이 다양하다. 오랜 8체질 임상 경험을 지닌 분도 있고, 8체질의학에 이제 막 입문한 경우도 있다. 또 전적으로 체질침 만으로 임상하는 분도 있고, 체질침을 적극적으로 활용하지는 못하고 이론 공부만 하고 있는 분도 있다. 그리고 체질침을 운용하는 분들의 수준도 저마다 다르다. 당연하게도 이 책에 소개하는 임상보고서의 수준도 아주 다양하다.
   보통은 노련한 임상보고서만 추려서 책으로 펴내는 것이 마땅할 것이다. 하지만 이 책을 보는 임상가들의 수준 또한 다양할 터이니 그들의 다양한 눈높이에 따라 우리의 보고서를 있는 그대로 표현하는 것도 의미가 있다고 판단했다.

■ 잇몸 통증 ■ 5)		
OO	여	36세

[1] 초진일 : 2017년 8월 4일(金)

[2] C/C : 잇몸 통증

[3] P/H : 최근 잇몸이 안 좋아짐.
　　　　치과에서 치아 뿌리까지 안 좋아져서 뽑아야 한다고 함.

[4] 감별체질 : 수양체질(Ren.)

[5] 치료경과

회수	날짜	치료 및 경과
1	8. 4.	
		VoⅣoⅢ'. rt.
2	8. 11.	잇몸 통증 지난 주에 비해 3/10
		VoⅣoⅢ'. rt.
3	8. 29.	지난번 침 맞고 많이 좋아졌었는데, 치과에서 살릴 수 없는 이라고 해서 발치를 했다.

[6] 고찰

이 환자분은 2015년 5월부터 다양한 질환들을 치료해 왔다.
잇몸 통증이 침 치료 후 획기적으로 좋아졌는데, 안타깝게도 치과의 권유로 발치를 하였다.

---

5) 보고자 : 벧엘한의원 김웅시

■ 치주염 ■ 6)		
OO	여	65세

[1] 초진일 : 2017년 7월 28일(金)

[2] C/C : 잇몸이 아프다.

[3] P/H : 잇몸이 안 좋다는 소리를 중, 고등학교 때부터 들었다, 15년 전쯤부
터는 피곤하면 잇몸이 아프다, 잇몸이 아프면 몸 상태를 금방 알 수
있다.

[4] 감별체질 : 금양체질(Pul.)

[5] 치료경과

회수	날짜	치료 및 경과
1	7. 28.	왼쪽 위 어금니 욱신거리는 통증. 오래 전부터 자주 신경치료, 잇몸치료 등 다 해봤고, 잇몸이 내려앉았다고, 뿌리가 보인다고, 어찌할 방도가 없다고 치과에서 얘기함. 먹을 수 있는 한약이 있을까? 며칠 잠을 못 자서 피곤하다.
		VIIoVIoIII". rt.
2	8. 2.	왼쪽 어금니, 3일 전부터 가라앉아서 지금은 50% 정도. 치아 때문에 신경을 써서인지 먹기도 싫고 깔아진다. 소화 안 됨.
		VIIoVIoIII". rt.
3	8. 9.	어제 점심 먹고 속이 많이 안 좋다. 왼쪽 팔꿈치 엘보. 왼쪽 어금니 치주염 (1/10)
		VIIoVIoIII". rt.

---

6) 보고자 : 벤엘한의원 김웅시

[6] 고찰

이 환자분은 2016년 4월부터 다양한 증상들을 치료해 왔다. 잇몸이 안 좋다는 소리를 중, 고등학교 때부터 들었다, 15년 전쯤부터는 피곤하면 잇몸이 아프다, 잇몸이 아프면 몸 상태를 금방 알 수 있다고 한다. 치과에서 방도가 없다고 한 잇몸 통증이 3회 치료로 많이 개선되었다.[7]

TIP

근골격계 통증질환에 운용하는 고단방은 set처방과 4th formula 그리고 5th formula로 구성하되 5단방의 전체적인 순환구조를 맞출 필요는 없다. 이것은 전신적인 조절이 필요 없는 국소적인 문제이기 때문이다.

---

7) 앞선 사례인 잇몸 통증도 그렇고, 이 사례에서도 ZBP는 치주인대에 작용했다고 생각한다.

■ 편두통 ■ 8)		
김○○	남	1952년생(65세)

[1] 초진일 : 2017. 7. 24.(月)

[2] C/C : 좌두부 편측으로 매일 반복되는 통증

[3] P/H : 10년 전 뇌경색으로 거동이 불편함

　　　　말이 어눌하고 스스로 보행 시 중심을 잡지 못해 보호자의 도움으로 내원. 금년 2월말 경 뇌경색 재발하여 IV로 혈전용해약물 투약하면서 좌측두 좌측이마 좌측귀 주변으로 통증 발생 후 을지대병원 김병건 교수에게 편두통 예방약 및 진통제 처방해 복용하고 있으나, 매일 저녁 9시 혹 새벽 3시경 통증이 발생하여 아침까지 지속되는 통증 호소.

　　　　통증으로 수면이 어렵다.

[4] 감별체질 : 목양체질(Hep.)

[5] 치료경과

회수	날짜	치료 및 경과
1	7. 24.	
		VIIoVIoIII''. (×3)
2	7. 26.	별무 호전
		VIIoVIoIII''. (×3)
3	7. 27.	별무 호전
		VIIoVIoIII''. (×3) + I oVIIoIII''oIIo
4	8. 2.	별무 호전
		VIIoVIoIII''. (×3) + I oVIIoIII''oIIo
5	8. 4.	별무 호전
		VIIoVIoIII''. (×3) + I oVIIoIII''oIIo

---

8) 보고자 : 민중한의원 김민중

회수	날짜	치료 및 경과
6	8. 7.	
		Ⅶo Ⅴ oⅢ". (×3) + Ⅰ oⅦoⅢ"oⅡo
7	8. 9.	통증 강도 감소
		Ⅶo Ⅴ oⅢ". (×3)
8	8. 14.	통증 강도 감소
		Ⅶo Ⅴ oⅢ". (×3)
9	8. 16.	진통제 1알
		Ⅶo Ⅴ oⅢ". (×3) + Ⅰ oⅦoⅢ"oⅡo
10	9. 5.	진통제 1알
		Ⅶo Ⅴ oⅢ". (×3) + Ⅰ oⅦoⅢ"oⅡo
11	9. 7.	진통제 1알
		Ⅶo Ⅴ oⅢ". (×3) + Ⅰ oⅦoⅢ"oⅡo
12	9. 11.	통증 없음.
		Ⅶo Ⅴ oⅢ". (×3) + Ⅰ oⅦoⅢ"oⅡo
13	9. 13.	통증 없음
		Ⅶo Ⅴ oⅢ"Ⅱo (×3) + Ⅰ oⅦoⅢ"oⅡo
14	9. 15.	통증 없음
		Ⅶo Ⅴ oⅢ"Ⅱo (×3) + Ⅰ oⅦoⅢ"oⅡo
15	9. 22.	통증 없음
		Ⅶo Ⅴ oⅢ"Ⅱo + Ⅰ oⅦoⅢ"oⅡo
16	9. 28.	통증 없음
		Ⅶo Ⅴ oⅢ"Ⅱo + Ⅰ oⅦoⅢ"oⅡo
17	10. 10.	통증 없음
		Ⅶo Ⅴ oⅢ"Ⅱo + Ⅰ oⅦoⅢ"oⅡo

[6] 고찰

이 환자분은 통증이 심한 상태였고 통증으로 인해 우울증 약도 복용 중이었다.
내원 시 매일 편두통 발생하고 편두통 예방약은 물론 매일 진통제 두 알씩, 그리고 일반판매약으로 타이레놀 1-2알씩 복용하는 상태에서도 진통이 되지 않는 상태였다.

또 진통시간이 매일 저녁 9시경부터 혹은 새벽 2-3시경 시작하여 아침까지 지속되며 낮에는 통증이 없다고 하여 자율신경방으로 해야 하나 하는 생각도 해보았다.

초기 ZBP를 활용하여 5회 치료하였으나 별 효과가 없었다. 환자 본인은 효과가 없다 하고 보호자는 통증 강도가 약간 줄었다고 말하였다.

처음 통증이 혈전용해제의 투입으로 발발했기에 2단에 'F'방이 들어가야 했다. ZFP처방 적용 후 호전반응이 나타나 통증이 발생해도 진통제 복용 후 통증이 바로 가라앉았다. 진통제 복용 회수도 줄일 수 있었다. 그전에는 처방받은 진통제 효과가 전혀 없고, 타이레놀에는 약하게 반응하였다.

ZFP (+ KZPK') 7회 적용 후부터는 편두통 증상이 나타나지 않고 있다. 진통제도 복용하지 않는다.9)

---

9) 이 사례는 ZBP 처방의 성공 사례가 아니다. 그런데 이 사례가 의미가 있는 것은 ZBP와 ZFP가 비교되었기 때문이다. ZFP의 효과로 보아 이 환자의 편두통은 腦의 혈관과 관련되어 있다고 추리해 볼 수 있다.

[3] 상지

- ◼ 날갯죽지 통증
- ◼ 어깨 통증
- ◼ 어깨 통증
- ◼ 오십견
- ◼ 오십견과 상완삼두근건염
- ◼ 팔꿈치 외측상과염과 항배견통
- ◼ 양팔 저림
- ◼ 팔꿈치, 허리, 목 통증
- ◼ 주관절 골절후유증
- ◼ 팔꿈치통증
- ◼ 타박 후유증
- ◼ 팔꿈치주위 및 위중 주위 통증
- ◼ 팔꿈치(少海)의 통증
- ◼ 테니스 엘보
- ◼ 주관절외측상과염
- ◼ 팔꿈치 통증
- ◼ 손목 통증
- ◼ 오른손목 및 팔꿈치의 염좌
- ◼ 왼손목 염좌(인대 손상)
- ◼ 손목 염좌
- ◼ 손목터널증후군
- ◼ 손목 통증
- ◼ 손목터널증후군
- ◼ 터널증후군
- ◼ 손가락 염좌 후유증
- ◼ 手指痛
- ◼ 손가락 통증

▣ 날갯죽지 통증 ▣ [1]		
OO	여	51세

[1] 초진일 : 2017년 7월 25일(火)

[2] C/C : 왼쪽 날갯죽지가 아프고, 왼쪽 허리 위쪽이 아프면서, 왼다리가 저리다. 왼쪽 무릎 바깥쪽으로 불편한 느낌이 있다.
오늘 왼쪽이 전체적으로 안 좋다.

[3] P/H :

[4] 감별체질 : 금양체질(Pul.)

[5] 치료경과

회수	날짜	치료 및 경과
1	7. 25.	
		VIIoVIoIII". rt.
2	7. 28.	지난번 치료 후 졸리고, 날갯죽지가 덜 아팠고, 뒷목과 뒷머리는 더 아팠다. 자려고 누우면 뒷머리가 저려서 잠드는데 오래 걸렸다. 눈이 피곤하고 졸리다. 왼쪽 허리위쪽, 엉덩이, 종아리 바깥쪽으로 저리고, 기상 시 발 뒤꿈치와 복숭아뼈 아래가 아프면서 저렸다. 왼쪽 무릎 바깥쪽으로 불편할 때가 있다.
		VIIoVIoIII"oIXo rt.
3	8. 1.	전체적으로 좋아졌다. 특히 어깨가. 왼쪽 등부터 엉덩이, 허리, 다리 저림이 가장 불편하다. 3일전에는 통증이 거의 없어서 오늘만 같으면 살겠다 싶었다.
		VIIoVIoIII"oIXo rt.

---

1) 보고자 : 벤엘한의원 김웅시

[6] 고찰

이 환자분은 2011년 8월부터 다양한 질환들을 꾸준히 치료해 왔다.

ZBP에 腎方(퇴행방)을 붙였더니 여타의 치료보다 획기적으로 좋아졌다.

TIP

리더란 닫힌 앞길을 여는 키(key)이고, 키(舵)로 나아갈 방향을 결정하는 사람이다.

■ 어깨 통증 ■ 2)		
정길O	남	1940년생(78세)

[1] 초진일 : 2017년 10월 23일(月)

[2] C/C : 왼쪽 앞 견봉 부분부터 상박 앞쪽 폐경 라인을 따라서 아프다.
회전 동작에서는 약간 부자연스러운 면이 있다.

[3] P/H : 요추협착증이 심하여 서울대병원에서 5회 주사를 맞았다.
밀가루는 나이 들면서 소화가 더디고, 오후의 커피는 불면을 유발한
다. 우유도 약간 불편하며, 육식은 문제없다.

[4] 감별체질 : 토음체질(Gas.)

[5] 치료경과

회수	날짜	치료 및 경과
1	10. 23.	상박의 앞쪽이 폐경이며 관절의 문제라기보다는 건이나 인대의 문제가 아닐까 하는 생각이 들었다.
		ZBPD×2 (右)
2	10. 24.	어제보다 호전되었다. 왼쪽 상지로 바닥을 짚어도 크게 아프지 않다.
		ZBPD×2 (右)

[6] 고찰

고착화된 통증이 아니고 며칠 되지 않은 증상이라 빨리 호전된 듯하다.
어깨의 견봉 주변은 척추성이라기보다 워낙 많이 연결된 건과 인대의 문제인
경우가 우선으로 보여진다.
이전에는 KZPB로 접근하던 증상들을 ZBP로 바라보게 된다. 아직 내세울 만큼
탁월한 경우가 많지 않지만 꾸준히 도전해보면 좋은 데이터가 나올 것이라 기
대된다.

---

2) 보고자 : 서현한의원 이미승

■ 어깨 통증 ■ 3)		
OO	여	55세

[1] 초진일 : 2017년 9월 11일(月)

[2] C/C : 왼쪽 어깨 통증. 피곤하다.

[3] P/H :

[4] 감별체질 : 목양체질(Hep.)

[5] 치료경과

회수	날짜	치료 및 경과
1	9. 11.	VIIoVIoIII". rt.
2	9. 18.	VIIoVIoIII". rt.
3	9. 25.	2-3일 전부터 더 아픔. VIIoVIoIII"oVIIIo rt.
4	10. 2.	어깨 : 다감 / 저녁마다 1시간씩 걸음. VIIoVIoIII"oVIIIo rt.
5	10. 9.	왼쪽 어깨통증 약간. VIIoVIoIII"oVIIIo rt.
6	10. 16.	VIIoVIoIII"oVIIIo rt.
7	10. 30.	왼쪽 어깨 통증 : 조금 VIIoVIoIII"oVIIIo rt.

---

3) 보고자 : 벧엘한의원 김웅시

[6] 고찰

이 환자분은 2016년 10월부터 치료해 왔다.

여러 처방으로 많이 진정이 되었는데, 2017년 9월 11일부터 ZBPset으로 처방을 바꾼 후 획기적으로 좋아졌다.

TIP

오래도록 獨學해 온 사람을 표현하는 두 단어가 있다. 高手와 固執이다. 그런데 이 중 固執이 交涉不可로 치우친다면 그는 독불장군일 텐데 분명 高手는 아닐 것이다.

在野에 있는 學人을 향해 제도권의 學者들이 빼드는 첫 번째 비판도구가 固執과 限界이다. 오래도록 혼자서 공부하다가 보니 자기 流에만 몰두해서 외부와 交涉할 생각을 하지 못하고, 그래서 限界에 봉착하고 만다는 것이다. 그런데 그 자신은 한계를 한계로서 인정하지 않는 固執不通이라는 것이다.

그러면 독학인 高手를 어떻게 알아챌 수 있을까? 그건 정말 어려운 문제이다. 그는 스스로 자신을 드러낼 생각이 별로 없을 것이며, 그의 가치를 알아볼 만한 제도권 인사들은 그리 많지는 않을 것이기 때문이다.

■ 오십견 ■ 4)		
김OO	여	59세

[1] 초진일 : 2017년 10월 17일(火)

[2] C/C : 오른쪽 어깨의 통증(오십견 진단)
　　　　6개월 전부터 시작된 오른쪽 어깨의 통증.

[3] P/H : 2개월 전부터 정형외과 주사치료, 물리치료 중임에도 야간 통증과
　　　　ROM 개선 없어 내원함
　　　　최근 체중 증가, 피로감 동반.
　　　　HTN/DM(-/+) BST 158

[4] 감별체질 : 목양체질(Hep.)

[5] 치료경과

회수	날짜	치료 및 경과
1	10. 17.	
		ZBP + KZPV
2	10. 18.	별무 호전.
		KZPV + ZBP
3	10. 20.	18일 침 별무 호전.
		KZP + ZBP×3 ROM개선 / 가벼움. 식이표 드림.
4	10. 23.	통증 많이 개선. 밤에 잘 잤다.
		KZP + ZBP×3

[6] 고찰
17일 초진 시 어깨인대의 염증과 경추 기인성 통증을 염두하여 ZBP와 KZP를

---

4) 보고자 : 검단한방병원 김준용

운용하였다. 17일 치료에 효과가 없어서 18일에는 오른쪽 어깨의 통증임을 감안하여 ZBP를 좌측에 자침하였으나 효과가 별로 나지 않았다.

목양체질이 확실해 보여서 20일에 다시 한 번 목양체질 ZBP를 3배방으로 운용하여 자침한 결과 즉각적인 ROM의 개선과 통증의 완화가 있었다. 현재도 같은 처방으로 운용중이나 자침의 효과가 오래가지는 않고 2-3일 정도 지속되는 양상이다.

20일 3배방에서 효과를 보인 것으로 보아, 17일, 18일의 자침이 정확하게 이루어지지 않아서 효과가 없지 않았을까 생각해본다.

본원에서는 물리치료와 어깨 자침을 한 후 진료실에서 체질침을 병행하는 식으로 진료를 보았다. 물리치료와 어깨 자침의 효과를 완전히 배제하기는 힘들지만, 20일 전까지 계속된 물치치료, 아시혈 치료, 정형외과 주사치료에도 호전이 없었던 통증과 가동성 제한이, 20일 체질침을 한 후 즉각적인 치료반응을 보였다는 데에 상기 임상례의 의미가 있다고 생각된다.[5]

---

5) 이 사례는 ZBP가 KZP와 함께 사용되었다는 점에 의미가 있다.
　　17일과 18일의 처방과 20일과 23일의 처방의 차이는 KZPV와 KZP이다. 보고자가 이것을 세심하게 궁리했는지는 모르겠다. KZP에 V방(대장방)이 추가된 4단방에서 한 단계 낮은 KZP로 하였을 때 침의 효과가 나타났다는 점이다. 보고자는 兼方으로 쓴 ZBP 3배방에 주목했다.
　　높은 단계의 처방이 반드시 좋은 효과를 내는 것이 아니라, 환자의 상황에 맞는 적합한 처방이 효과를 보장한다.
　　이 환자의 상황은 척추성의 원인이 主가 되고 어깨관절의 건과 인대의 염증이 추가된 상태였다는 것이다.

■ 오십견과 상완삼두근건염 ■ 6)		
장OO	여	69년생(49세)

[1] 초진일 : 2017년 10월 2일(月)

[2] C/C : 우측 오십견과 상완삼두근건염
　　　① 우측 어깨관절은 굴곡 동작 90도 이상에서 통증이 발생하고 약 100도 이상 굴곡하기 어려움. 뒷짐 지는 동작(견관절 신전 + 회내)시에도 통증과 가동범위 제한 있음. 통증 발생 부위는 상완의 이두근구 부위나 삼각근 전부 섬유 부근, 극하근 부위.
　　　② 팔꿈치의 통증은 팔꿈치의 최대신전 시 통증이 유발되고 무거운 짐을 들기 어려워짐. 3~4년 전에 경미하게 통증이 지속된 적 있었으나 괜찮아졌다가 최근 재발한 느낌이다. 부위는 외측상과~팔꿈치머리 주변으로 정확하지 않음. 아침에 일어났을 때 관절의 뻣뻣함을 느낌.

[3] P/H : ① 작년(2016년)에 철봉에 두 번 매달린 운동을 한 이후 우측 어깨와 팔로 내려오는 연관 통증이 시작됨. 그 후로 특별한 치료 없이 악화와 호전을 반복하다가 최근 1달간 증상이 악화됨. 통증이 있을 때에는 우측 어깨관절은 90도 이상 굴곡하기 어려울 때가 있었음.
　　　② 우측 팔꿈치 내측의 통증은 3~4년 전 경미하게 있다가 없어졌던 적이 있었음. 최근 다시 악화된 것.
　　　③ 최근 1달 정도 혈압약과 콜레스테롤 약을 복용 중.
최근 오전에 운동 후 어지러움 증상과 관련하여 병원에서 처방을 받았으나, 특히 병원에서 특히 높게 측정되는 경향이 있으므로 심리적인 영향을 받는 것으로 추정됨.

[4] 감별체질 : 토양체질(Pan.)

[5] 치료경과

---

6) 보고자 : 새날한의원 현승은

회수	날짜	치료 및 경과
1	10. 2	Lt. VoVIIoIII'oIVoVIIIo (ZDPBD') 치료 직후 우측 팔의 가동범위가 조금 더 확보되고, 팔꿈치 신전 시 통증이 약간 호전 * 극하근, 대원근 부위를 테니스 공으로 마사지 할 것을 지도
2	10. 11.	Lt. VoVIIoIII'oIVoVIIIo (ZDPBD') 증상이 종전과 동일하게 돌아왔으나 치료 후 견관절 가동 범위가 조금 더 나아짐. 팔꿈치 신전 시 통증 호전. * 지도한 대로 견갑골주변 근육을 마사지했으나 통증에 큰 호전은 없었음. 이두근구 주변의 대원근, 광배근 부착처 부위 압박자극을 지도
3	10. 13.	Lt. VoIVoIII'oVIIIo (ZBPD') 처방을 변경. 기존 처방으로 큰 변화를 얻지 못한다고 판단함. 새로운 처방 적용 시 어깨 관절의 가동범위 회복이 보다 확연히 변화함 (굴곡 120도 이상). 팔꿈치의 통증은 호전 없음(2, 3배방을 사용해도 호전 없음)
4	10. 16.	Lt. VoIVoIII'oVIIIo (ZBPD') 치료 전보다 어깨 가동범위 개선이 있음(150도 정도) 팔꿈치 증상에는 큰 호전이 없음
5	10. 19.	Lt. VoVIIoIII'oIVoVIIIo (ZDPBD') 어깨 가동범위는 비슷함 (150도 정도). 처방 적용 후 팔꿈치 신전 동작에서 통증 개선이 있음
6	10. 24.	Lt. VIIoVoIII'oIVoVIIIo (DZPBD') 어지러움 증상과 관련하여 처방을 변경함. 치료 직후 어깨 관절 가동범위나 통증에 개선이 있음. 팔꿈치 증상은 개선된 상태를 유지.
7	10. 26.	Lt. VIIoVoIII'oIVoVIIIo (DZPBD') 치료 직후 어깨 가동범위나 통증에 일부 개선이 있지만 한계가 있음. 팔꿈치 통증은 재발하지 않았음. * 목주변에 압통점이나 Trigger Point를 자침하여 자극
8	10. 30.	Lt. VIIoVoIII'oIVoVIIIo (DZPBD') 어지러움에 일부 개선 효과도 있는 것으로 보임

[6] 고찰

위 환자의 사례는 근골격계 치료처방으로서 DZP세트와 ZBP세트가 함께 사용되면서 각각의 치료 성과를 비교하게 된 흥미로운 경우이다.

위 환자는 한쪽 견관절 거상불리를 특징으로 하는 동결견 증상과 신장 동작에서 팔꿈치의 통증을 함께 호소하였는데, 결과적으로 볼 때 두 가지 증상의 발병의 기전과 경과가 달랐고 서로 다른 처방군에 보다 민감하게 반응하였다.

- 처음 환자에 대한 치료 처방으로는 ZDPBD'을 선정하였다. 어깨 증상에 대한 경과가 1년 정도로 오래 지속된 편이었고, 오십견 증상에 ZDP세트가 유효했던 개인적 경험을 토대로 선정한 것이었다.

(* DZP세트를 ZDP세트로 바꾼 것은 해당 증상이 척추신경의 분절적 증상이 어느 정도 관여되어 있긴 하지만, 그보다는 국소적 손상이 증상에 미치는 영향이 보다 크다고 볼 때 활용하는 방법이다. 또한 4_5th formula로 BD'를 선정한 것은 B : 힘줄, 인대 / D' : (토양체질에서)대장경락의 유주를 의미한다.[7] 위 환자는 이두근구(상완이두근의 long head가 지나가는 Intertubercular sulcus)주변에서 압통을 확인할 수 있었는데, 이는 대원근, 광배근의 부착처이기도 하다. 대원근과 광배근은 상완의 신전과 내회전 동작에 관여되고, 굴곡동작에 저항하는데, 위 환자는 해당 동작이 잘 되지 않는 증상도 있었다. 해당 부위는 경락유주로 볼 때 수양명대장경락과 관련이 있는 것으로 보았다. (대원근, 광배근의 부착처는 수태음폐경 부위라고 볼 수도 있겠으나 팔꿈치 증상과 관련해서 대장경락에 더 어울린다고 보았다.)

또한 위의 처방은 어깨 관절을 위주로 치료하되, 팔꿈치 증상에도 부수적으로 효과가 있을 것으로 기대하였다. 왜냐하면 환자는 팔꿈치를 펴는 동작과 하중을 줄 때 통증을 호소하였는데, 부위로 보면 곡지혈~천종혈 부근으로 추정되었고 (수양명대장경-수소양삼초경), 또한 이 부위는 전완을 신장시키는 주동근인 상완삼두근의 부착처와 가깝기 때문이다.

---

7) 보고자 註) 이것은 4단에서 사용된 부방의 기능적 의미를 부여하고, 5단에서 사용된 부방의 병소 부위와 관련된 경락적 의미를 부여하는 방식으로 5단 처방을 운용하는 방식이다. 2016년 임상8체질연구회의 발표회에서 김병철 회원 등이 제안했던 아이디어로, 필자도 근골격계 질환에서 주로 이 방법을 활용하고 검증해보고 있다.

- 처음 2회 ZDPBD' 처방은 일견 어깨 증상과 팔꿈치 증상을 둘 다 해결해주는 것처럼 보였으나 가동범위 변화나 통증경감 면에서 효과가 그다지 뚜렷하지 않았고 재내원 시에 통증 정도도 종전과 비슷했다.

- 3회 차에 처음으로 ZBPD' 처방이 활용되었다. 이는 어깨 증상에 척추의 분절적 증상(D와 관련)은 관여되지 않고 주로 국소적 손상이 위주일 것이라는 판단이었다. 처방을 적용한 이후 어깨의 가동범위와 통증은 기존의 치료보다 훨씬 빠르게 호전되는 편이었다. 하지만 흥미로운 것은 이 처방에 대하여 팔꿈치의 통증은 기존보다도 반응하지 않았다는 점이다.

- 같은 처방으로 어깨 가동범위는 4회차까지 호전되는 경향을 보였으나 팔꿈치 증상에 호전이 없고, 어깨 증상도 치료에 한계를 보였다. 그래서 5회차에는 다시 종전의 처방을 활용하였는데, 팔꿈치 증상은 다시 호전되었고 그 후 악화되지 않았다.

- 6회차 이후에는 환자의 어지러움 증상과 관련하여 DZP세트 처방을 적용해보았는데, 어깨 증상은 뚜렷한 증상 호전이 나타나지는 않았지만, 종전보다 점진적인 호전반응을 보이고 있다.

위 환자의 사례를 통해 다음과 같은 시사점을 얻을 수 있었다.

1. 한 가지로 보이는 증상도 발병의 과정에 따라 2개 이상의 치료처방이 적용될 수 있으며, 상호 보완할 수도 있다는 점
(신병 ↔ 구병 / 중심부관련(척추신경분절) ↔ 말초(국소 손상 등) 기준에 따라)

2. 국소적인 손상에 의한 경우 K 또는 D 기본방 부방이 활용되지 않은 세트(ZBP)가 더 효과적일 수 있다는 점 (오히려 팔꿈치는 어깨보다 더 중심부에서 거리가 멀지만, 어깨 문제보다 척추분절의 문제가 관여될 수 있다는 점 - 특히 팔을 많이 쓰고난 뒤인 저녁보다, 자고 일어난 아침에 더 뻣뻣해지는 증상이 관련있는 것으로 보임)

■ 팔꿈치 외측상과염(테니스 엘보)과 항배견통 ■ 8)		
김OO	여	1975년생(43세)

[1] 초진일 : 2017년 8월 26일(土)

[2] C/C : 우측 팔꿈치 외측상과염과 어깨의 전반적인 통증
　　① 우측 팔꿈치의 통증은 수양명대장경 곡지혈 부근 손목과 손가락의 신근들의 공통 부착처(Common extensor tendon) 외측상과 부위에서 나타나며, 손목의 신전, 외회전 동작이나 손에 힘을 주어 쥐는 동작을 할 때 통증이 더 유발된다. 또한 팔꿈치를 굴곡했다가 신전하는 동작에서도 통증이 나 타남.
　　② 어깨 통증의 양상은 양측성이나 우측이 더 심한데, 주로 승모근 부위가 무겁다고 표현된다. 고개의 신전, 회전 동작에서 우측 항강 증상이 있으며, 어깨 삼각근 부위가 팔을 올리거나 무거운 것을 들 때 통증이 더 심하다고 표현됨. 심하지 않은 수준에서의 오십견 증상(견관절의 굴곡, 신전 동작에서 가동범위 문제, 최대 가동범위에서 통증)도 있다.

[3] P/H : ① 우측 팔꿈치 통증은 8월 26일부터 호소. 공예일을 하며 손과 팔을 쓰는 일을 많이 하게 되며, 많이 사용하고 난 후 통증이 심해졌으나 일을 줄일 수 없는 상태. 과거에도 해당 부위에서 통증의 재발, 호전을 여러 차례 반복한 적 있다.
　　② 우측 어깨와 목, 등의 통증은 과거에도 진료를 받은 적이 있었으나, 치료 받을 때 위주로 증상 개선이 있고, 다시 악화되는 경우가 많다.
　　③ 2015년 공황장애가 있었음. 심리적 스트레스를 잘 받는 편임.
　　④ 만성적으로 무릎, 허리 통증도 있어서 2017년 6월~8월 치료 간헐적으로 치료받은 적 있음. 본원에서 체중 절감을 위한 상담과 약물치료를 받은 적 있음.

---

8) 보고자 : 새날한의원 현승은

[4] 감별체질 : 토양체질(Pan.)

[5] 치료경과

회수	날짜	치료 및 경과
1	8. 26.	Lt. VIIoVoIII'oIVoXo (DZPBK') 치료 직후 고개 신전, 경추 측굴 동작과 우측 팔의 통증이 감소. 팔꿈치는 신전 시 통증이 약간 호전 ＊ 극하근 부위를 테니스 공으로 마사지 할 것을 지도
2	8. 29.	Lt. VIIoVoIII'oIVoXo (DZPBK') 지난 치료 후 증상개선 있었으나, 팔 쓰는 일을 많이 하고 난 후에는 다시 팔꿈치와 어깨, 뒷목, 등의 통증이 있음. 치료 후 팔꿈치 신전 시 통증에는 약간 개선. 손목, 손 동작 시에 통증 여전히 있음. ＊ 증상 변화 확인 후에 우측 어깨, 목 주변에 직접 자침, 부항치료 병행
3	9. 5.	Lt. VIIoVoIII'oIVoXo (DZPBK') 침 치료 후 목, 어깨 증상 호전 있으나 팔꿈치 통증에는 약간의 호전만 있음 ＊ 증상 변화 확인 후에 우측 어깨, 목 주변에 직접 자침. 팔꿈치 주변 직접 자침 치료.
4	9. 12.	Lt. VIIoVoIII'oIVoXo (DZPBK') 침 치료 후 목, 어깨 증상 호전 있으나 팔꿈치 통증에는 약간의 호전만 있음 ＊ 증상 변화 확인 후에 우측 어깨, 목 주변에 직접 자침. 팔꿈치 주변 직접 자침 치료.
5	9. 19.	先 ① Lt. VoIVoIII'oVIIIo (ZBPD') 後 ② Lt. VoVIIoIII'oIVoXo (ZDPBK') 치료 처방 변경. ① 손목 가동 시의 팔꿈치의 통증이 종전보다 빠르게 감소하였으나, 목과 어깨의 무거운 증상은 여전히 남음 -> ② 번째 처방도 연이어 처방

회수	날짜	치료 및 경과
6	9. 26.	先 ① Lt. VoIVoIII'oVIIIo (ZBPD') 後 ② Lt. VoVIIoIII'oIVoXo (ZDPBK')
		① 처방 후 팔꿈치 신전 시, 손목과 손 가동 시 통증 개선 ② 어깨 주변 통증에 효과적임 * 증상 확인 후 목주변과 어깨주변 치료
7	10. 2.	先 ① Lt. VoVIIoIII'oIVoXo (ZDPBK') 後 ② Lt. VoIVoIII'oVIIIo (ZBPD') 　　③ Lt. VoIVoIII'oIXo (ZBPK)
		순차적인 치료 ① 처방 후 어깨와 뒷목 통증은 개선되나 손목 동작 시의 팔꿈치 통증은 남음 ② 처방 후 손목 회전과 주먹 쥐고 펼 때 동작에서 외측 상과 부근의 통증 개선되나 팔꿈치 신전 시 통증은 남음 ③ 처방 후 팔꿈치의 신전 시 삼초경 팔꿈치 뒤쪽 천정혈과 내측 소장경 양소해부근 통증 감소
8	10. 17.	先 ① Lt. VoVIIoIII'oIVoXo (ZDPBK') 後 ② Lt. VoIVoIII'oVIIIo (ZBPD') 　　③ Lt. VoIVoIII'oIXo (ZBPK)
		종전과 같은 순서의 처방. 지난 치료 후 증상 유지가 더 오래 되었다고 느낌. 반복 처방.
9	10. 24.	① Rt. VIIoVoIII'oIVoXo (DZPBK') ② Lt. VoIVoIII'oVIIIo (ZBPD')
		5일 전 차량의 급정거로 앞좌석에 머리와 우측 팔을 부딪침. 그 후 경추의 우측 측굴, 신전 동작에서 통증과 팔꿈치 외측상과 부위의 통증이 재발함 ① 치료 후, 목 치료 효과는 있으나 팔꿈치 증상에 대한 효과가 미약함. 치료가 부족한 증상에 대하여 추가로 ② 치료 후 팔꿈치 신전 시의 통증이 감소.

[6] 고찰

위 환자의 사례는 근골격계 치료처방으로서 DZP세트와 ZBP세트가 함께 사용되면서 각기 다른 치료 성과를 보여준 사례이다.

- 처음 환자에 대한 치료 처방으로는 DZPBK'을 선정하였다. 어깨의 통증은 만성적인 경향이 있었으며, 경추의 통증과 관련이 있는 것으로 보았다. 처음 치료에서 팔꿈치의 통증이 약간 개선되는 경향으로 볼 때, 어느 정도는 척추신경의 분절적 증상이 결부되어 있는 것으로 추정된다.
(위 환자는 경추의 신전 동작 시 통증이나 능형근, 승모근 등에 통증이 있는데, 4_5th formula로 BK'를 선정한 것은 B : 힘줄, 인대 / K' : (토양체질에서) 족태양방광경락의 유주를 고려한 것이다.)

- 위 환자는 주 1~2회 치료를 통해 치료 후 증상 개선을 확인할 수 있었으나, 근육 사용에 따른 손상이 반복되어 통증이 악화와 호전을 반복하는 경향을 보였다. 같은 처방을 1~4회 치료까지 병행했을 때 경추, 흉추와 관련된 증상들은 차츰 개선되어갔으나 팔꿈치의 증상은 큰 호전이 없었다. 처방 선정의 문제라기보다는 일을 많이 해서 오는 문제로 보았기 때문에 처방을 변경하지 않고 지속하였지만, 팔꿈치 증상에는 큰 호전을 거두지 못했다.

- 5회차 이후 ZBPD' 처방을 사용하였다. ZBP는 척추분절증상이 관여되지 않은 건막, 인대 손상에 초점을 둔 처방으로 판단하여 선정하였고, 4th 부방은 외측상과를 지나가는 수양명대장경 D'를 선택하였다. 치료 이후 손목, 손가락 움직임과 관련된 외측상과부위의 통증은 이전의 치료보다 빠르게 좋아졌다. 하지만 뒷목과 어깨의 통증에는 큰 개선이 없었기 때문에, 다시 이어서 종전의 처방을 사용하였다.
(* DZPBK' -> ZDPBK'로 처방을 변경한 것은 목보다는 어깨관절의 증상에 더 초점을 두기 위함이었다)

- 5~6회차의 복합적인 치료에서 증상 호전이 있었으나 팔꿈치를 펼 때의 통증은 아직 남아 있었다. 그 통증으로 인하여 무거운 물건을 드는 동작에서는 어려움이 있었다. 상완삼두근은 외측상과 후면으로 부착처가 있는데 그것과 관련이

있는 것으로 보인다.

- 7회차 치료에서 3가지 처방을 순차적으로 사용하며 각기 다른 부위의 치료에 효과가 있었고, 특히 팔꿈치 후면의 통증에 효과가 있었다[9]. 8회차 치료도 동일한 방식으로 운영하였는데, 7회차 치료 이후 같은 일을 함에도 통증 개선 정도가 오래 유지되는 경향을 보였다고 한다.
(* ZBPK 처방에서 K 부방은 토양체질에서 족소음신경에 해당된다. 치료를 목표로 하는 부위가 수소양삼초경락 유주에 해당되어 腎-三焦의 장부상통(相通) 이론에 따라 경락을 선정하였다.[10]

- 9회차에 환자는 교통사고로 타박손상에 의한 급성적인 통증 악화가 발생하였다. 치료는 기존처방과 유사한 치료를 하였는데, 역시 비슷한 치료 경과를 보이며 호전되었다. ZBP 처방은 만성적인 통증에도 효과적이었지만, 관절의 인대나 건부위의 급성적인 염좌 증상에도 일정한 효과가 있는 것으로 판단된다.
(* 기존 처방에서 Lt. ZDPBK' -> Rt. DZPBK'로 변경한 의미 : 통처는 우측이 우세하였지만 좌측에 치료하지 않고 우측에 치료하였다. 그 이유는 같이 처방한 ZBP 처방을 우측 팔꿈치의 급성 증상에 집중해서 확인해 보기 위함으로, 다른 처방의 요인을 배제해보기 위함이었다. 또한 어깨보다는 목 증상이 더 악화되었으므로 1, 2단의 Z와 D를 바꾸어 처방했다. 통처의 반대쪽으로 치료한 것은 아니지만, 처방은 우측의 목 증상에도 일정한 호전이 있었다.)

---

9) 보고자 註) 한 쪽에 2가지 처방을 사용하는 방식은 기존 8체질침 치료법에서는 사용되지 않는 방법이다. 보통은 당일 치료에서 한 쪽에 1가지 처방만을 활용하는 것이 일반적인데, 그것은 부방들의 일련의 조합으로 이루어진 팔체질 치료의 처방에서 이 일련의 순서는 매우 중요하기 때문이다. 만약 여러 처방을 사용하게 될 경우 처방 조합에 영향을 미쳐서 처방이 가진 본래의 의미가 훼손되기 때문일 것이다.
  하지만 보고자의 경험상, 한 가지 증상의 변화를 확인한 후 다음 처방을 쓰는 것은 처방이 적절하게 사용되었는지 당장의 효과를 비교하고 평가하는 데에 신속한 방법이라고 판단하고 있다. 하지만 처방의 고유한 의미를 1일 이상 지속하기 위하여 하루 한쪽에 한 가지 처방을 쓰는 기존 8체질 치료의 원칙이 증상개선에 더 유효한지, 처방의 고유한 의미는 훼손되지만 여러 가지 처방을 겹쳐서 사용하는 방법이 더 효과적인지는 아직 판단하기 어렵다. 더 많은 임상 경험이 필요할 것으로 보인다.
10) 보고자 註) 4,5단의 부방에 장부상통에 따른 경락을 선정하여 치료의 목표를 삼는 방법은, 2016 임팔연 사례발표를 통해 일부 회원들이 제안한 가설인데, 보고자는 이 방법이 임상에서 근골격계 치료에서 일정한 효과가 있다고 생각하고 운용하고 있다.

* 보고자는 위 환자의 사례를 통해 다음과 같은 가설을 세워보았다.
: 이에 대해서는 보고자의 또 다른 보고 '오십견과 상완삼두근건염 (장○
○)'case에서도 언급한 바 있다.

1. 한 가지로 보이는 증상도 발병의 계통에 따라 2개 이상의 치료처방이 적용
될 수 있으며, 상호 보완할 수도 있다[11]
(신병 ↔ 구병 / 중심부관련(척추신경분절) ↔ 말초(국소 손상 등) 기준에 따라)

2. '척추신경의 분절적증상이 관여되지 않은 국소적인 손상에 의한 경우(염좌
손상을 포함하여), 급성이나 만성 여부에 상관없이 K 또는 D, 기본방 부방이
활용되지 않은 세트인 ZBP 세트가 KZP나 DZP 계통의 세트처방보다 효과적
일 때가 있다'는 가설.

- KZP세트나 DZP세트는 기존 8체질의학에서 척추관련 증상뿐만 아니라 말단
부의 관절계통에 일어난 염증이나 급성적인 염좌성 손상 일반에도 효과가 있다
고 보고되고 있다('척추방'이라는 이름 대신 '관절염증방'이라는 보다 보편적인
이름이 쓰인다). 그러나 보고자의 경험으로 볼 때, 급성적인 염좌로 근육의 힘
줄부위나 인대가 손상되는 경우, KZP로 예상보다 빠른 효과가 거두어지지 않다
가 ZBP 처방으로 바꿀 때 효과를 보게 되는 경우들이 있는 것 같다(아직 체계
적인 방식으로 검증을 한 것은 아니다).
　이에 대한 필자의 이해는, 급성적인 손상으로 보이는 경우에도 척추신경의 분
절적 증상이나 척추-골반 주변 근육의 신경포착이 관여되는 경우들이 많다는
것이다. 예를 들어 임상에서 흔히 볼 수 있는 발목의 염좌에도, 허리-골반의 문
제가 있어서 하지에 미치는 영향이 있다면 발목 증상이 예후에 영향을 미칠 수
있기 때문에 함께 고려해야 한다. 또는 허리-골반의 제반 문제들은 신경의 병
변을 일으켜 발목 쪽의 근육의 약화나 자세 문제를 유발할 수 있으며, 그것이
발목 염좌의 근본 원인이 될 수도 있다고 볼 수도 있다. 이런 경우라면 KZP 또
는 DZP 처방군이 적절한 처방이 될 것이다.
　그런 척추신경의 분절적 증상이나 척추주변 근육 문제에 의한 신경 증상은 통

---

11) 보고자 註) 이것은 한 환자에게 단 한 가지 가장 적절한 적방을 찾아내는 것을 중요시 여기
　　는 8체질치료의 일반적인 임상 방식과는 다른 방식이다.

증이나 이학적 검사상의 반응으로 확인될 수 있을 것이다. 만약 그런 문제가 관여되지 않은 않은 타박손상, 염좌성 손상이라면 K나 D 기본방이 사용되지 않는 편이 더 병증에 집중되는 효과가 있을 거라고 추정한다.

또는 하나의 질환에도 발병의 계통에 따라 2개 이상의 치료처방이 적용될 수 있으며, 상호 보완적일 수 있다는 앞의 가설을 치료에 적용해볼 수도 있겠다. 염좌 손상에 KZP 치료로 일정한 효과가 있으나 충분한 효과를 거두지 못할 때에는 국소적 손상 문제 역시 고려해야 한다고 보고, ZBP 처방을 추가로 활용한다면 더욱 효과적일 것이다. 또는 그 반대의 순서로 적용해보는 것이 가능할 것이다.12)

---

12) 보고자 註) 다만 고려되는 두 가지 이상의 처방을 서로 다른 치료일에 우선적인 것부터 순차적으로 적용하는 것이 더 나은지, 치료 당일에 한꺼번에 적용하는 것이 나은지, 판단은 유보한다.

■ 양팔 저림 ■ 13)		
조O진	여	1983년생(35세)

[1] 초진일 : 2017년 11월 20일(月)

[2] C/C : 양측 어깨가 항상 굳어 있는 느낌이다.

최근 10여 일 동안 수면 중 양측 4, 5지가 굳어서 매일 깬다.

그동안 집 근처 한의원에서 계속 치료하였으나 효과가 없었다.

[3] P/H : 특이한 과거력은 없다.

[4] 감별체질 : 금음체질(Col.)

[5] 치료경과

회수	날짜	치료 및 경과
1	11. 20.	자다가 양측 4, 5지 손가락이 뻣뻣하게 굳어서 매일 깬다.
		ZBP551 + KZP551 (col)
2	11. 21.	어젯밤에 잘 잤다. 깨지 않았다.
		ZBP551 + KZP551
3	11. 24.	자다가 손가락 굳어짐은 계속 없다.
		ZBP551 + KZP551
4	11. 28.	항상 어깨가 긴장으로 굳어져 있는 느낌이다. 뻣뻣하지는 않지만 痺가 느껴진다.
		DZP442×2 + KVa42

[6] 고찰

어떤 자세로 자든지 상관없고, 주로 손가락이 뻣뻣하게 굳어서 잠을 깨보면 바로 누운 상태이다. 수면자세로 인해 눌려서 오는 것 같지는 않다. 4, 5지의 증상을 보아 내측 팔꿈치의 문제로 보여지고 건과 인대에 의해 신경이 눌려진다고 판단하였다.

---

13) 보고자 : 서현한의원 이미승

■ 팔꿈치, 허리, 목 통증 ■ 14)		
OO	여	60세

[1] 초진일 : 2017년 6월 21일(水)

[2] C/C : 팔꿈치, 허리, 목 통증

[3] P/H : 2016년 1월부터 왼쪽 팔꿈치가 쑤시고 통증이 있었다. 골프 엘보로 힘을 주면 근육이 찌릿하게 아프다. 통증의학과에서 6개월 치료 받던 중, 부모님 간병을 하면서 통증이 악화되었다.(올해 4월 별세)
2016년 10월경 오른쪽 팔 통증 시작됨.
척추와 허리 통증은 20년 전부터 있었고 최근에는 서서 방향을 틀 때 통증. 목디스크로 오른쪽 팔이 저린 것은 10년 전부터이다. 그동안 정형외과 치료로 지금은 60~70% 남았다.
봄에 꽃가루 알레르기
만성비염은 스프레이 치료로 완화됨.
4개월 전부터 혈압약과 고지혈증약 복용 중.
알레르기(자장면, 물, 떡, 개고기, 김밥, 바나나)
소화는 가끔 거북함. 대변은 가늘다. 수족냉.
커피 1 잔이면 가슴 두근거림
인삼은 좋다. 금니 1개
부 : 고혈압, 척추 협착증 / 모 : 고혈압, 척추 협착증, 췌장암

[4] 감별체질 : 토양체질(Pan.)

[5] 치료경과

회수	날짜	치료 및 경과
1	6. 21.	IXo Vo III'. rt. + VIIo VIo III'. lt.

---

14) 보고자 : 벧엘한의원 김웅시

회수	날짜	치료 및 경과
2	6. 30.	
		IXoVoIII'. rt. + VIIoVIoIII'. lt.
3	7. 4.	침을 맞고 몸이 무겁고 소화가 잘 안 된다. 왼쪽 팔꿈치는 조금 덜함.
		IXoVoIII'. rt. + VIIoVIoIII'. lt.
4	7. 14.	소화도 잘 되고 괜찮았다. 왼쪽 팔은 많이 좋아졌고, 오른쪽 팔은 비슷하다. 허리 통증.
		IXoVoIII'. rt. + VIIoVIoIII'. lt.
5	7. 21.	
		IXoVoIII'. rt. + VIIoVIoIII'. lt.
6	7. 28.	
		VoIVoIII'. rt.
7	8. 4.	왼팔꿈치 좋아지고 있다 (6/10) 뒷목 통증과 오른팔은 저림은 거의 못 느낀다. 조금만 과식하면 소화 불편함. 관절마다 다 아픈 것 같다.
		VoIVoIII'oVIIo rt.
8	8. 11.	왼쪽 팔꿈치 조금씩 좋아지고 있다. 팔 저림은 없다. 허리는 이번 주에 조금 덜함. 소화가 계속 안 된다. 위염약을 처방받아 왔다.
		IXqIII, rt. + IXqIV, lt.
9	8. 14.	왼쪽 팔꿈치 통증 조금 덜함. 소화 괜찮다가 가끔 음식 먹고 속이 더부룩할 때가 있다. 며칠 전 낮또 먹고 안 좋았다. 허리통증 조금 덜함.
		IXqIII, rt. + IXqIV, lt.
10	8. 21.	왼팔꿈치 : 다감 / 소화 : 다감 몸도 전체적으로 덜 아프고 힘도 남.
		IXqIII, rt. + IXqIV, lt.
11	8. 28.	왼쪽 팔꿈치, 소화 : 요즘 괜찮다.
		VoIVoIII'oVIIo rt.

회수	날짜	치료 및 경과
12	9. 12.	왼쪽 팔꿈치 : 근래 다감 (2~3/10) / 소화 : 큰 문제 없다. 허리 : 무리하면 약간 불편.
		VoIVoIII'oVIIo rt.
13	9. 25.	왼쪽 팔꿈치, 허리 : 다감
		VoIVoIII'oVIIo rt.
14	10. 9.	허리와 팔꿈치 많이 좋아졌다. / 소화 : 쾌
		VoIVoIII'oVIIo rt.
15	10. 20.	별 불편 없다. 팔꿈치 통증이 조금씩 좋아지고 있다. 허리통증 비슷. 몸 무거운 게 많이 좋아졌다.
		VoIVoIII'oVIIo rt.

[6] 고찰

이 환자분은 팔꿈치, 허리, 목의 통증이 심했는데, 15회의 치료로 '별 불편 없는 정도'까지 치료되었다.

특히 중간에 ZBPset로 바꾼 처방이 위력을 발휘했다고 여겨진다.

▣ 주관절 골절후유증 ▣ 15)		
박OO		1946년생(70세)

[1] 초진일 : 2017년 7월 10일(月)

[2] C/C : 우측 주관절 주두 선상골절 후 3주간 고정치료하고, 1개월간 물리치료를 받았으나, 손목과 팔꿈치가 완전 신전이 안 되어 세수하는 동작이 어렵다.

[3] P/H : 고혈압, 역류성 위염, 불면증, 빈번한 설사.

[4] 감별체질 : 토양체질(Pan.)

[5] 치료경과

회수	날짜	치료 및 경과
1	7. 10.	
		VoIVoIII'.
2	7. 12.	7월 10일 침 치료 후 통증이 경감되는 것 같아서, 침이 무섭지만 한 번 더 치료하러 방문함.
		VoIVoIII'.×3

[6] 고찰

7월 12일에 ZBP×3 자침 후 팔꿈치가 펴져 안면부에 수장부가 접촉하는 게 자연스러워졌다.

골절후유증이 남았으나 물리치료로 해결되지 않아 굳어있던 내측 측부인대의 조직이 이완되는 효과가 있는 것으로 사료된다.

Z방의 '뼈'와 B방의 '인대'가 결합한 좋은 처치법으로 보인다.

---

15) 보고자 : 조한의원 조정문

팔꿈치 통증 16)	목음체질	남	35세

[병력]

재초진 : 2017년 8월 7일(月)

1년 전부터 왼쪽 팔꿈치에 통증이 발생함. 테니스엘보우 검사에서 양성 반응.

3일 전 골프를 하고 나서 오른쪽 속목에 통증이 발생함.

평소 탁구와 골프를 자주함.

[치료]

회수	치료 및 경과	
1	8. 7.	ⅠoⅣoⅢ'.×3 rt.
2	2일 동안 왼쪽 팔꿈치의 통증은 없었다. 오른쪽 손목은 약간 아프다.	
	8. 9.	ⅠoⅣoⅢ'.×3 lt.

[고찰]

한의원에 내원한 주된 목적은 오른쪽 손목의 통증을 치료하는 것이었다. 그러나 오래된 건의 염증에 ZPBset 처방이 효과가 있을지 궁금하여 왼쪽 팔꿈치를 목표로 시술하였는데 2일 동안 팔꿈치의 통증이 없었다고 한다. 지속적인 경과를 봐야 하겠지만 1년 된 통증이 한 번의 침 치료로 2일 동안 통증이 없었다는 것은 긍정적인 결과라 생각한다.

2회 치료 때는 오른쪽 손목의 인대를 목표로 왼쪽에 시술하였는데 침을 맞고 약간 좋아진 상태였으나 이후로 내원하지 않아서 아직 결과를 알 수는 없다.

---

16) 보고자 : 맑은숲동의보감한의원 김병철

■ 타박 후유증 ■ 17)		
최OO	여	1960년생(58세)

[1] 초진일 : 2017년 9월 23일(土)

[2] C/C : 팔꿈치 불편.

[3] P/H : 2-3개월 전에 왼쪽팔꿈치 안쪽을 모서리에 부딪혔다.
이후에 주관절을 굽히면 계속 아프다.
복용 중인 약은 없다.

[4] 감별체질 : 토양체질(Pan.)

[5] 치료경과

회수	날짜	치료 및 경과
1	9. 23.	
		VoIVoⅢ'.×3 rt.
2	9. 29.	많이 풀렸다. 오른쪽 뒷목이 뻐근한 것을 함께 치료하고 싶다.
		VoIVoⅢ'.×3 rt.

[6] 고찰

모서리의 끝에 주관절의 힘줄이 傷해서 염증을 일으켰고, 그것이 지속되고 있다고 판단해서 ZBP를 3배방으로 썼고, 의도한 효과가 곧바로 나타났다.

---

17) 보고자 : 희망한의원 이강재

■ 팔꿈치 주위 및 위중 주위 통증　■ 18)		
OO	남	67세

[1] 초진일 : 2017년 9월 16일(土)

[2] C/C : 며칠 전 벌초를 한 이후 팔꿈치 주위 및 위중 주위 통증

[3] P/H : 170cm/60kg
　　　　젊어서 과로 시 인후염과 몸살이 자주 있었다,
　　　　외측상과염 및 기타 인대부 통증이 빈번하게 유발되어 본원에서 침
　　　　을 자주 맞으셨다.
　　　　평소 요통, 관절통을 앓은 경우는 거의 없다.

[4] 감별체질 : 토양체질(Pan.)

[5] 치료경과

회수	날짜	치료 및 경과
1	9. 16.	
		ZBP×3
2	9. 19.	많이 나았다고 함.
		ZBP×3
3	9. 22.	거의 나았다고 함.
		ZBP×3

[6] 고찰
평소 간혹 육체노동을 하신 경우 척추 통증보다는 팔다리 인대 중심으로 통증
을 잘 호소하시던 분으로 ZBP를 시술해보게 되었다.
침에 호전 반응이 무딘 편이라 효과가 안 나오면 잘 모르겠다고 잘 하신다. 그

---

18) 보고자 : 중앙한의원 김상열

래서 척추방 + 살균방으로 2배방이나 3배방 위주로 시술을 자주 하던 분이다. ZBP 3배방으로 예전에 비해 확연히 속효를 보였다. 신기하다고 하신다.

TIP

자가면역질환에 KBP442의 활용

1) 비정상적인 조직을 만들어내는 것

2) 비정상적인 물질을 분비해내는 것

3) 비정상적인 신체반응을 나타내는 것

: 알레르기성 두드러기 / 알레르기성 피부염 / 알레르기성 자반증

4) 음식이나 약물 등 외부 유입 물질에 대한 비정상적인 거부반응

: 예, 항암제 부작용

: 말초의 저림이나 시림 또는 마비감

: 신경섬유의 손상으로 신경통증 또는 저림이나 타는 느낌

■ 팔꿈치(少海)의 통증 ■ 19)		
서OO	남	1966년생(50세)

[1] 초진일 : 2017년 6월 9일(金)

[2] C/C : 우측 팔꿈치의 통증, 소해혈 부위. 탁구를 거의 매일 하는데 자주 아
프고 오래 간다. 이번에 아픈 것은 1주일 전부터.
165cm 84kg   159/100

[3] P/H : 양측 이명 2년 정도.

[4] 감별체질 : 토양체질(Pan.)

[5] 치료경과

회수	날짜	경과 및 반응	치료 처방
1	6. 9.		ZBP555×2 (lt) 20)
2	6. 10.	덜 아프다. 오늘 운동했는데 불편하지 않았다.	ZBP555×2 (lt)

[6] 고찰
관절 인대 문제로 보고 ZBP를 선택

---

19) 보고자 : 공도경희한의원 서창국
20) 1990년대 초반 자료에 3단방을 555 數理로 하거나 444 수리로 쓴 것이 있다. 臨八硏의 임
상토론방에서 근래에 박민학 원장이 3단방을 이런 수리로 시도해 보고 있다.
임상은 온전히 치료자의 것이다. 나는 그것을 존중한다.

■ 테니스 엘보 ■ 21)		
최OO	여	1958년생(58세)

[1] 초진일 : 2017년 7월 4일(火)

[2] C/C : 좌측 테니스엘보. 좌측 엄지손가락의 건초염
      142cm 37kg 혈압 124/66

[3] P/H : 요추 척추관협착증 진단 받음.

[4] 감별체질 : 수음체질(Ves.)

[5] 치료경과

회수	날짜	경과 및 반응	치료 처방
1	7. 4.		ZBP×2 (Rt)
2	7. 6.	비슷하다.	ZBP×2 (Rt)
3	7. 17.	팔꿈치는 저번 치료 후 괜찮고, 손가락의 통증은 있다.	ZBP×2 (Rt)

[6] 고찰

손을 많이 사용하는 분이다.

조용하고 소극적이며 묻는 말에만 대답한다. 22)

7월 28일에 경추통으로 내원하였는데 팔꿈치 통증은 없고 손가락 통증은 있다고 하였다.

---

21) 보고자 : 공도경희한의원 서창국
22) 이렇게 기술하는 것은 8체질 임상보고서에서는 아주 중요하다. 체질적인 특징을 표현하고 있기 때문이다.

▣ 주관절외측상과염 ▣ 23)		
정〇〇	여	1981년생(36세)

[1] 초진일 : 2017. 8. 31.(木)

[2] C/C : 어린이집에서 주방 설거지 담당함.
　　　　15일 전부터 우측 팔꿈치 곡지 중심으로 아리고, 심해지면 상박부로
　　　　하부 손목으로 통증이 확산된다.
　　　　최근엔 설거지하기 너무 힘들다.

[3] P/H :

[4] 감별체질 : 토양체질(Pan.)

[5] 치료경과

회수	날짜	치료경과
1	8. 31.	IXoIVa. + ⅤoⅣoⅢ'.
		치료 후 집에서 환부가 시원해지는 느낌이 들었다.
2	9. 1.	오늘 아침 설거지할 때 편안했다. 통증이 40% 줄었다.
		IXoIVa. + ⅤoⅣoⅢ'.

[6]고찰
[KZPD' + KB]로도 좋은 반응이 있었으리라 생각되지만, ZBP가 더 적방이라
생각된다. 24)

---

23) 보고자 : 민중한의원 김민중
24) ZBP가 적방이라면 ZBP를 살균방에 兼方으로 하지 않고 단독으로 사용하였더라도 적중하였
　　을 것이다.

▣ 팔꿈치 통증 ▣ 25)		
서OO	여	1957년생(61세)

[1] 초진일 : 2017년 11월 20일(月)

[2] C/C : 오늘 아침 일어날 때부터 우측 팔꿈치통증이 생겼다.

[3] 감별체질 : 토양체질(Pan.)

[4] 치료경과

회수	날짜	치료 및 경과
1	11. 20.	KZP 551 + ZBP 551
2	11. 22.	그날 바로 괜찮아졌다.

[5] 고찰

2016년 5월 21일부터 소화, 등통증, 허리, 어깨, 두통 등으로 계속 치료해오던 환자분이시다. 2017년부터는 특별히 아픈 곳이 없어도 항상 월 수 금 주 3회씩 치료 받으신다. 요양보호사이다.

평소와 같이 KZP + KBa를 사용하였어도 효과가 있었을 것 같다. KZP + ZBP로도 즉효가 있었지만 KZP나 ZBP만으로도 충분하였을 것 같기도 하다.

---

25) 보고자 : 팔플러스원한의원 이기봉

손목 통증 26)	금양체질	여	44세

[병력]

초진 : 2017년 6월 26일(月)

주증상 : 오른쪽 손목통증. 삼초경 양지혈 부근. 2년 전부터 발생.

내과에 간호조무사로 근무하면서 위내시경을 보조하는 일을 하는데 손목에 계속 무리가 간다고 함. 현재는 일을 쉬고 있는 상태.

오른쪽 어깨도 90도 정도 외전하는 동작에서 삼초경의 노수 부위에 통증이 생김. 새벽에 일어날 때 통증이 심하고 야간에 심해지는 경향이 있음. 2개월 전부터 발생.

[치료]

회수		치료 및 경과
1	6. 26.	ⅦoⅥoⅢ″. lt. + ⅨoⅦoⅢ″. rt.
	왼쪽에 ZBP를 시술하고 손목을 움직이게 하였는데 통증이 많이 감소하였다고 함. 외전 시 어깨의 통증은 남아있어서 오른쪽에 DZP 시술함. 이후 외전시 어깨 통증이 현저히 감소함.	
2	손목은 거의 안 아프다고 함. 기상 시 어깨 통증이 감소함.	
	6. 27.	ⅦoⅥoⅢ″. lt. + ⅨoⅦoⅢ″. rt.
3	손목 통증은 거의 없다고 함. 어깨 통증도 감소 중.	
	6. 30.	ⅦoⅥoⅢ″. lt. + ⅨoⅦoⅢ″. rt.
4	그 동안 손목 통증 없었음. 어깨도 호전 중.	
	7. 4.	ⅨoⅦoⅢ″. ×3 rt.

[고찰]

ZBPset이 인대나 건의 통증에 효과가 있다는 박민학 원장의 임상사례를 보고 사용해보았다.

2년이 된 손목의 통증이 침 치료 한번으로 현저한 효과가 있었다.

---

26) 보고자 : 맑은숲동의보감한의원 김병철

3회 치료로 손목의 통증이 거의 없는 상태로 유지되었기 때문에 4회 치료에서는 DZP만 시술하였다.

처음에는 KZP를 선택하려 하였으나 어깨의 움직임이 삼초 경락의 운동과 연관이 되기 때문에 신 삼초의 상통을 고려하여 DZP를 선택하였다. 경과를 보아 미흡하다면 5단방을 사용할 계획이다.

이후에는 아직 내원 안 함.

TIP

體質鍼 處方 체계는 臟腑穴을 이용하는 刺戟의 順序를 정한 規則이다.

그러니까 체질침의 역사는 가장 효율적인 자극의 순서를 찾아내는 실험의 연속이었다. 그리고 이 실험은 여전히 진행형이다.

체질침 뿐만 아니라 장부혈(五兪穴)을 쓰는 모든 鍼法의 流派가 그러하다.

오른손목 및 팔꿈치의 염좌 27)	토양체질	남	1957년생

[병력]

초진 : 2017년 6월 9일(金)

5월에 팔꿈치통증(외측상과염)으로 내원함. 평소 팔을 많이 쓴다고 하심.

이 때 KZP + KBa 2회 치료로 통증이 마무리되어 치료 종결한 경력.

[치료]

회수	치료 및 경과
1~3	ZBP555×3 lt.
	3회 치료 후에 통증이 없어서 치료 종결함

[고찰]

KZPB나 KZa + KBa 등에 반응했을 수도 있음.

---

27) 보고자 : 경희애한의원 김치범

왼손목 염좌(인대 손상) [28]	토음체질	남	1957년생

[병력]

초진 : 2017년 4월 20일(木)

왼손목 염좌로 내원. 초기 양계, 태연, 양곡, 주위 통증 호소. 통증 및 부종.
병원에서 검사 상 뼈는 이상 없고 인대가 늘어났다고 했다고 함.

[치료]

회수	치료 및 경과	
1~6	4/20 ~ 6/5	KZa + KBa / KZPB
	나아지고 있었으나 팔을 쓰면 통증이 있다고 하심.	
7~9	6/9 ~ 6/16	ZBP [29]
	통증이 없어서 치료 종결함.	

[고찰]

시간이 많이 경과한 관계로 나을 때가 되어서 나았는지 헷갈림.

일단 이전 처방에 비해 확실히 반응이 좋았다고 할 수 있으나 시간이 많이 경과한 관계로 ZBP로 마무리가 된 것인지는 불확실함.

---

28) 보고자 : 경희애한의원 김치범

29) 이 사례와 같이 [KBa나 KZa+KBa 혹은 KZP+KBa 그리고 KZPB] 이런 처방과 ZBP의 치료 효과를 비교하여 검증하는 작업이 지속적으로 이루어져야 한다. 그래서 ZBPset을 어떤 상황과 조건에 사용할 것인지 확실한 구분점을 도출해야 한다.

■ 손목 염좌 ■ 30)		
김OO	남	1964년생(54세)

[1] 초진일 : 2017년 11월 13일(月)

[2] C/C : 9월초 왼쪽 손목을 삐끗하였다. x-ray 상 이상이 없었고 양약을 처방 받았으나 한번 먹고 먹지 않았다. 괜찮아질 줄 알았는데 좋아지지 않고 통증이 계속 남아있다.

[3] 감별체질 : 목양체질(Hep.)

[4] 치료경과

회수	날짜	치료 및 경과
1	11. 13.	
		KBa 51 + KZP 551
2	11. 22.	비슷했었다.
		ZBP 551 + KZP 551
3	11. 24.	50% 정도 괜찮은 것 같다.
		ZBP 551 + KZP 551

[5] 고찰

27일(月)에 오신다고 하였는데 오시지 않았다.

살균방에는 별다른 변화가 없었는데 ZBP에 반응을 보이셨다. 2개월이 지난 뒤라 단순히 시간이 지나서 좋아진 것은 아니고 ZBP의 효과로 보인다.

---

30) 보고자 : 팔플러스원한의원 이기봉

■ 손목터널증후군 ■ 31)		
김OO	여	1968년생(48세)

[1] 초진일 : 2017년 6월 20일(火)

[2] C/C : 손 저림. 우측이 심하다. 2년 이상.
경추부위 통증
161cm   59kg   혈압 107/65

[3] P/H : 2011년 목 디스크 진단을 받았다
목, 어깨, 팔꿈치, 손목 통증으로 치료를 받음.

[4] 감별체질 : 토양체질(Pan.)

[5] 치료경과

회수	날짜	경과 및 반응	치료 처방
1	6. 20.	손 저림. 경추 견정 부위가 굳고 아프다.	KZP551 + ZBP555×2
2	6. 21.	경추 견정 부위가 많이 나아졌다. 어제 치료 후 손 저림은 없었다.	KZP551 + ZBP555×2

[6] 고찰

식당에서 뚝배기를 드는 일을 하여 어깨, 팔꿈치, 손목 통증으로 간혹 치료를 받는 분이다. 본인은 목디스크로 저리고 아프다고 알고 있다.

경추통에 KZP551, 손목터널증후군에 ZBP555를 배합하였다.

관절 신경 인대의 문제로 보고 ZBP를 선택하였다.

---

31) 보고자 : 공도경희한의원 서창국

■ 손목 통증 ■ 32)		
황○○	여	1961년생(55세)

[1] 초진일 : 2017년 10월 30일(月)

[2] C/C : 왼 손목 陽谿 부위가 어느 순간 깜짝 깜짝 놀라게 된다.
  1년 전부터 그렇다.

[3] P/H : 작년에 침대에서 떨어져서 오른쪽 무릎을 다쳤다. 연골이 찢어졌다
  고 한다.
  갑상선기능저하증 약을 20년 정도 복용 중이다.

[4] 감별체질 : 목양체질(Hep.)

[5] 치료경과

회수	날짜	치료 및 경과
1	10. 30.	
		VIIoVIoIII".×3 rt. / 핫팩, SSP, 간접구
2	10. 31.	많이 좋아졌다. 1년 되었는데 공갈병 같다.
		핫팩, SSP, 간접구 / VIIoVIoIII".×3 rt.

[6] 고찰

환자분은 초진에서 손목과 무릎을 함께 치료하기를 원했다. 치료의 목표를 달리
해야 할 것 같아서 좀 더 쉬운 것부터 먼저 치료하자고 했다.

엄지손가락을 굴신시켜 보았는데 굽히는 자세에서 자극이 있었고, 양계 부위를
누를 때는 일정한 부위에서 압통이 있었다.

1회 치료 후에 상당히 좋아졌다.

손목을 치료한 후에 무릎 치료를 하기로 했는데 11월 1일에는 내원하지 않았
다.

---

32) 보고자 : 희망한의원 이강재

◨ 손목터널증후군 ◨ 33)		
김○수	남	1949년생(67세)

[1] 초진일 : 2017. 7. 24.(月)

[2] C/C : 좌 수지 말단으로 저리다.
　　　　한 달 전부터 증상이 있으며 5개 손가락 모두 저리다.

[3] P/H : 2016년 10월에 상기 증상으로 본원에서 3회 치료 받음.

[4] 감별체질 : 수양체질(Ren.)

[5] 치료경과

회수	날짜	치료 및 경과
1	2016. 10. 21.	좌수 5지 모두 저리다.
		IXoVoIII'. + IXoIVa.
2	10. 22.	2지만 저리다.
		IXoVoIII'. + IXoIVa.
3	10. 24.	2지가 여전히 저리다.
		IXoVoIII'oVIIIo
4	2017. 7. 24.	좌수 5지 모두 저리다.
		VoIVoIII'. (×3)
5	7. 26.	호전(모두 저리지 않다.)
		VoIVoIII'. (×3)
6	7. 28.	호전(不眠 心悸 증상도 好轉)
		VoIVoIII'. (×3)

---

33) 보고자 : 민중한의원 김민중

[6] 고찰

1년 전 동일증상에 KZP + KBa로 효과가 있었지만, ZBP에 보다 신속하고 확실한 반응을 보였다.

불면 심계 증상이 좋아진 것은 B(소장 火)방의 영향이라 생각된다.

TIP

사상학계의 後學들은 李濟馬를 초월해야 하고, 8체질의학계의 후학들도 마땅히 권도원을 초월해야 한다. 그래야 체질의학의 미래가 있다.

四象學界의 가장 큰 문제는, 東武 선생 이후에 동무 公의 사상체계를 온전히 이해한 後學이 없다는 것이다. 이래서는 초월할 수가 없다.

피카소의 기묘한 畵法은, 피카소가 당대의 선배 大家들의 작품을 모방하고 연구한 결과로부터 표출한 자신만의 독창성이었다. 그 어떤 화가도 시도한 적이 없던 그림이었던 것이다.

이제마와 權度杬을 推仰하고 崇拜하려고만 한다면 체질의학은 점점 더 主流에 밀려서 서서히 소멸되고 말 것이다.

■ 터널증후군 ■ 34)		
이OO	남	1990년생(27세)

[1] 초진일 : 2017년 6월 5일(月)

[2] C/C : 체질감별
　　　　　왼쪽 발목 불편함.
　　　　　2주 전부터 왼쪽 주먹을 쥐기가 불편함.

[3] P/H : 부모의 체질은 父(Pan.) 母(Hep.)이다.
　　　　　체중 112kg (최고 체중임)

[4] 감별체질 : 목양체질(Hep.) > 토양체질(Pan.)

[5] 치료경과

회수	날짜	치료 및 경과
1	6. 5.	
		Hep. ⅠoⅦoⅢ". rt. + ⅠoⅥc. lt.
2	6. 7.	
		Hep. ⅦoⅥoⅢ".×3 rt. + ⅠoⅦoⅢ". lt.
3	6. 10.	비염이 있음. 왼손은 변화가 없음.
		Pan. ⅤoⅣoⅢ'.×3 rt. + ⅦoⅣoⅢ'. lt.
4	6. 14.	코 증상과 손 좋아짐.
		Pan. ⅤoⅣoⅢ'.×3 rt. + ⅦoⅣoⅢ'. lt.
		토양체질 섭생표 줌.

[6] 고찰
부모가 먼저 와서 체질 감별을 받았다. 체중도 많이 나가고 약간 둥글둥글하게

---

34) 보고자 : 희망한의원 이강재

생겨서 엄마를 닮았다고 생각했다. 이것이 선입견이다.

이 분은 1년 전부터 동대문 새벽시장에서 일을 하고 있는데, 소매상에서 주문한 옷을 대신 떼서 가져다주는 일이다. 일을 마치고 오후 2시에 잠을 청한다고 한다.

몸은 비후한데 바쁘게 움직여야 하니 아마도 발목을 자주 다치게 될 것이고, 물건을 든 비닐봉지를 나르다가 보면 팔꿈치와 손목에 부하가 생겼을 것이다.

첫 날에는 발목을 먼저 치료해 달라고 하였다.

두 번째 만났을 때, 박민학 원장의 보고가 생각이 나서 ZBPset을 운용해 보았다.

ZBP는 손목에, DBP는 코에 작용하도록 의도한 것이다.

■ 손가락 염좌 후유증 ■ 35)		
OO	남	40세

[1] 초진일 : 2017년 7월 18일(火)

[2] C/C : 2개월 전 음주 후 넘어져서 우측 2지손가락 염좌로 피멍 듦.
부종과 통증으로 미미하게 호전 중임.
주먹이 절반 정도만 쥐어짐.

[3] P/H : 과거력 : 별무
170cm/70kg

[4] 감별체질 : 목양체질(Hep.)

[5] 치료경과

회수	날짜	치료 및 경과
1	7. 18.	
		ZBP + KZP
2	7. 19.	별무 변화
		ZBP + KZP
3	7. 21.	부종 내려감. 통증은 여전함.
		(ZBP + KZP) ×2
4	7. 22.	통증 감소. 주먹 쥐어짐.
		(ZBP + KZP) ×2
5	7. 24.	통증 없어짐. 부종 80% 호전.
		(ZBP + KZP) ×2

[6] 고찰

첫날은 맥진이 금양인지 목음인지 애매했는데 둘쨋날 목양으로 맥진이 나왔다.
체질이 맞아서 침 반응도 양호하게 나왔다.
ZBP처방을 처음 사용한 환자분이다. 통증이 많다고 해서 KZP를 함께 사용해
봤다. 체질 확정 후 비교적 빠른 4회 치료로 완치되었다.

TIP

체질침 처방은 처방 전체가 key이고 password이다.
적합하고 정확하지 않으면 몸이 열지 않는다.

■ 手指痛 ■ 36)		
김OO	여	1962년생(54세)

[1] 초진일 : 2017년 7월 14일(金)

[2] C/C : 왼손과 오른손의 手指痛(右>左)과 왼손 4지의 탄발지.
　　　　(평소에 손을 많이 사용. 특히 칼질)

[3] P/H : 110/70(61)
　　　　방광염약을 복용함.
　　　　좋아하는 음식 : 갈비찜. 식혜. 잡채. 회
　　　　싫어하는 음식 : 신 맛 나는 과일(살구. 자두. 오렌지. 키위). 찬 음식
　　　　특이한 반응이 있는 음식은 없음.

[4] 감별체질 : 木陰體質(Cho.)

[5] 치료경과

회수	날짜	치료 및 경과
1	7. 14.	왼손과 오른손의 手指痛(右>左)과 왼손 4지의 탄발지 I oIVoIII'o rt.(ZBP 555) 치료 후 왼손과 오른손의 통증이 약간 줄었음.
2	7. 27.	왼손의 手指痛이 2/10 호전. 오른손의 手指痛이 2/10 호전 I oIVoIII'o rt.(ZBP 555) ×1 이후 왼손과 오른손의 통증이 약간 줄었음. ×2 이후 조금 더 좋아짐 ×3 이후 왼손의 手指痛은 5/10 호전. 　　(왼손 4지의 탄발지도 많이 호전) 　　오른손의 手指痛은 10/10 호전

---

36) 보고자 : 거창한의원 원희철

[6] 고찰

7월 14일

환자분이 내원 시 手指痛이 심하고 탄발지에 대해서도 걱정을 많이 하셨음.
평소에 손을 많이 사용하고 특히 칼질을 많이 하신다고 함.
손을 많이 사용해서 생기는 手指痛에 ZBP처방이 가장 적합할 것으로 생각되어 이 처방을 선택함.

7월 27일

환자분이 첫 번째 치료후 2/10 호전되었다고 하여 체질과 처방이 맞는 것으로 판단함. (평소대로 손을 많이 사용했다고 함)

ZBP를 1회 치료 후 효과가 조금 있어서 배방을 하면 좋을 것 같은 생각이 들어서 3배방을 결정.
3배방 후 즉각적인 치료효과가 있어서 ZBP처방에 대한 신뢰도가 더욱 높아짐.

정확한 판단은 치료 종료 후로 미룸.

■ 손가락 통증 ■ 37)		
○○	여	61세

[1] 초진일 : 2017년 8월 2일(水)

[2] C/C : 어제부터 왼쪽 검지손가락 바닥 쪽으로 아프다.
　　　　 저녁에는 베일 듯이 아팠고, 밤에 덜했다가 아침에 다시 심함.

[3] P/H : 별다른 이유를 모르겠다.

[4] 감별체질 : 금양체질(Pul.)

[5] 치료경과

회수	날짜	치료 및 경과
1	8. 2.	VIIoVIoIII".　rt.
2	8. 9.	지난 번 치료 후 바로 나았다.

[6] 고찰
이 환자분은 2013년 3월부터 다양한 질환들을 치료해 왔다.
이유를 알 수 없는 손가락 통증이 1회 치료로 완쾌되었다.

---

37) 보고자 : 벧엘한의원 김웅시

[4] 허리와 하지

- ◼ 요각통
- ◼ 골반 통증
- ◼ 고관절 주위통
- ◼ 고관절부근 통증
- ◼ 대퇴 장경인대 통증
- ◼ 장경인대증후군(ITBS)
- ◼ 요통 & 무릎 불편
- ◼ 무릎 통증
- ◼ 무릎인공관절치환술후 통증
- ◼ 왼발등과 발목 통증
- ◼ 발뒤꿈치 통증 & 손목과 엄지 본절 통증
- ◼ 발뒤꿈치 통증
- ◼ 아킬레스건염
- ◼ 아킬레스건염
- ◼ 요통 및 족근통
- ◼ 족근통
- ◼ 타박상 후유증의 찌릿한 통증
- ◼ 발등 통증
- ◼ 발바닥 통증
- ◼ 족저근막염
- ◼ 태백혈 부위의 건초염

■ 요각통 ■ [1]		
양OO	남	1960년생(58세)

[1] 초진일 : 2017년 10월 20일(金)

[2] C/C : 요각통

[3] P/H : 10월 18일 아침에 일어나니 환도 부위에 통증이 있으면서 전측 불능. 다음날 골프 치러 가야 하는데 아파서 취소함.

[4] 감별체질 : 금음체질(Col.)

[5] 치료경과

회수	날짜	치료 및 경과
1	10. 20.	
		I o IV o III'.×3 lt.
2	10. 21.	한결 수월해지고 움직임이 많이 편해짐.
		I o IV o III'.×3 lt.
3	10. 24.	골프 라운딩을 하였으나 전혀 아프지 않고 운동함.
		I o IV o III'.×3 lt.
4	10. 25.	평시와 같은 허리 상태 유지.
		I o IV o III'.×3 lt.

[6] 고찰

인대와 근육이 일시적으로 굳어서 나타난 질환으로 급성기는 3배방이 효과가 있음.

ZBPset을 많이 활용해 보았으나 위와 같이 드라마틱한 변화는 나타나지 않아 일단은 이 사례만 보고한다.

---

1) 보고자 : 성일한의원 정재구

■ 골반 통증 ■ 2)		
OO	남	21세

[1] 초진일 : 2017년 9월 1일(金)

[2] C/C : 3일 전부터 왼쪽 골반 통증

[3] P/H :

[4] 감별체질 : 목음체질(Cho.)

[5] 치료경과

회수	날짜	치료 및 경과
1	9. 1.	
		I oIVoIII'. rt.
2	9. 4.	거의 다 나았다.
		I oIVoIII'. rt.

[6] 고찰

어려서부터 운동을 해 온 관계로 수시로 다치고 그때마다 치료를 받아 왔다.
지금은 대학에서 유도를 하며, 전국대회에서 늘 메달권에 드는 유망 선수이다.
이번에 ZBP를 처음 처방했는데, 기존에 사용했던 여타의 처방보다 탁월한 효과
가 있었다.
운동선수에게는 ZBPset를 많이 적용해 봄이 좋을 듯하다.

---

2) 보고자 : 벤엘한의원 김웅시

■ 고관절 주위통　■ 3)		
이○○	여	1968생(49세)

[1] 초진일 : 2017년 8월 12일(土)

[2] C/C : 우측 고관절 주위 통증(on set-4da)

[3] P/H : 영업 관계로 운전을 많이 한다. X-ray : 정상

[4] 감별체질 : 토양체질(Pan.)

[5] 치료경과

회수	날짜	치료 및 경과
1	8. 12.	L:KZP + R:ZBP
2	8. 15.	L:ZBP
		50% 호전
3	8. 17.	L:ZBP
		80% 호전
4	8. 22.	L:ZBP
		거의 회복됨.

[6] 고찰

4)

---

3) 보고자 : 희당한의원 배창욱
4) 처방의 효과로 보면 이 환자의 증상은 고관절 주위 국소의 문제라고 판단할 수 있다.

■ 고관절 부근 통증 ■ 5)		
정OO	남	1965년생(53세)

[1] 초진일 : 2017년 9월 28일(木)

[2] C/C : 오늘 아침에 비둘기공원을 뛰었는데 우측 고관절 부위가 갑자기 아픔.

[3] P/H : 이 분은 2015년 9월 3일부터 9월 19일까지 토양체질로 손목의 결절종 치료를 8회 받았고6), 이후에는 Ⅸ진료실을 맡고 있던 김지권 원장에게 2016년 8월 27일까지 경추와 견갑부위 증상과 손목 치료를 받았다.
김지권 원장도 물론 토양체질로 치료하였다.

[4] 감별체질 : 토양체질 > 토음체질(Gas.)

[5] 치료경과

회수	날짜	치료 및 경과
1	9. 28.	IXoⅡoⅢ".×3 lt. > 괜찮다.

[6] 고찰
이 분은 성공회대학교 사회복지학과 교수님이다.
2016년 9월 1일부터 다시 내가 치료하기 시작했다. 2017년 1월 19일까지 토양체질로 9회를 치료하다가 치료효과가 미진하여 토음체질을 생각하게 되었다.
2017년 1월 31일부터 토음체질로 2회 치료했다. 7)
2017년 9월 11일에 와서 본인의 체질이 알고 싶다고 하였다.

---

5) 보고자 : 희망한의원 이강재
6) Pan. IXoⅢoⅢ'.
7) Gas. VoⅠoⅢ". + VoⅡa.

회수	날짜	치료 및 경과
1	9. 11.	오른 손목과 왼쪽 무릎이 시큰거리면서 아프다.
		Gas. IXoⅡoⅢ". lt. + IXoⅤoⅢ". rt.
2	9. 13.	11일 치료 후에 손목과 무릎이 많이 좋아졌다.
		IXoⅡoⅢ". lt. + IXoⅤoⅢ". rt. / 토음체질 섭생표 줌.

2017년 9월 28일에 갑자기 고관절 부위가 아프게 된 것은 순간적으로 힘줄이 긴장되는 부하가 생겼다고 판단하여 ZBP를 선택했고 치료 후 빠르게 회복되었다.

■ 대퇴 장경인대 통증 ■ 8)		
조OO	남	1946년생(71세)

[1] 초진일 : 2017년 7월 12일(水)

[2] C/C : 오른쪽 대퇴외측 통증, 평지 보행은 가능한데 계단 오르내리기가 안 됨.

[3] P/H : 1주일 전에 경사진 밭에서 오른쪽 다리로 지탱하고 서서 블루베리를 네다섯 시간동안 땄다. 당일에 다리를 절룩거렸다. 좀 풀리는가 싶었는데 어제 상태가 심해졌다.
고혈압약, 당뇨약 복용한지 오래 됨.

[4] 감별체질 : 목양체질 > 토양체질(Pan.)

[5] 치료경과

회수	날짜	치료 및 경과
1	7. 12.	Hep. IXoVⅢoⅢ"oⅡo×3 lt. > 별무변화
		핫팩/텐스/습부 하고, Pan. ⅤoⅣoⅢ'oⅥo×2 lt. > 일어나기 수월하고, 계단 오르내리기 가능함. 통증은 약간 있음.

[6] 고찰

초진 내원 후에 오지 않았다. 다 나았을 거라고 편하게 생각한다.
목양체질로 보고 DVPset으로 치료 후에 반응이 없어서 빨리 개념을 전환하여 토양체질로 ZBPset으로 하였다.
이 처방은 확실하게 속효를 보이는 것 같다.

---

8) 보고자 : 희망한의원 이강재

장경인대증후군(ITBS) [9]	목음체질	여	50대

[병력]

2013년에 무릎 인공관절 수술을 받음.

2017년 3월부터 무릎이 아프면서 좌측 Hip이 아주 아파서, 근래 통증으로 뒤척일 때마다 깬다.

[치료]

회수	치료 및 경과	
1, 2	· ·	ZBPV5555
3	치료효과 양호함. 수면 양호함. 오늘은, 어제 14km 정도 걸었다고 해서 야단을 침.	
	7. 26.	ZBPV5555 + KZPB5555

[고찰]

보통 장경인대증후군은 힙과 무릎이 아프다고 오는데, 이 분은 무릎인공관절 수술 후 계단 오르기가 힘들다며 절룩거리며 왔다.

지금은 절룩거림이 없어졌다.

---

9) 보고자 : Jay Kim

■ 요통 & 무릎 불편 ■ 10)		
김OO	남	1976년생(42세)

[1] 초진일 : 2017년 9월 7일(木)

[2] C/C : 허리가 불편하다. 펼 수가 없다. (자세가 오른쪽으로 약간 기움)

[3] P/H : 지난밤에 좀 춥게 잔 것 같다. 아침에 일어나니 그렇다.
　　　　은계지구 현장에서 일한다.(주소가 대전임)
　　　　고혈압약과 금연약을 복용 중.

[4] 감별체질 : 목양체질(Hep.)

[5] 치료경과

회수	날짜	치료 및 경과
1	9. 7.	
		IXoVIIIoIII"oXo×2　lt. > 편하다.
2	9. 13.	2일 전에 의자에 다리를 올리고 잤는데, 그 이후로 왼쪽 무릎이 불편해졌다. 슬개골 밑에 통증이 있고, 차를 올라타기가 곤란하다.
		VIIoVIoIII".×3　rt. > 풀렸다.

[6] 고찰

이런 경우에는 침 치료 후에 베드에서 일어날 때 바로 편해져야만 한다. 그것은 체질감별이 제대로 되었고, 적합한 처방을 선택했다는 증명이다. 사용된 처방은 DVPD'인데 이 환자와 같이 척추를 잡아주는 근육의 한쪽이 무력해진 경우에 적합한 처방이라고 판단한다.

평소에는 刺鍼 후에 환자의 상체를 받쳐서 일어나는 것을 도와준다. 하지만 이

---

10) 보고자 : 희망한의원 이강재

런 경우에는 침을 놓은 후에 스스로 일어나게 하고 그것을 관찰한다. 양말을 신고 또 신발을 신고 일어나서 자침 전과 느낌이 어떤 지 체크하고 물어본다. 대답을 하는 환자의 안색이 금방 풀리고 미소가 생겼다면 치료에 성공한 것이다. 7일에 바로 효과가 있었으므로 환자분은 13일에도 그런 기대를 갖고 왔을 것이다. 두 번째의 치료 결과로 보아도 그렇고, 근래에 ZBPset을 적극적으로 사용해 본 경험으로 보면, ZBPset는 外傷이나 외부의 負荷에 의한 건과 인대의 문제에 아주 효과가 좋은 것 같다.

■ 무릎 통증 ■ 11)		
OO	남	62세

[1] 초진일 : 2017년 9월 5일(火)

[2] C/C : 오른쪽 무릎 통증.
　　　　예전에 다치고, 최근에 운동하면서 다시 무릎 바깥쪽으로 통증.
　　　　굴신불리

[3] P/H : 2001년에 스키를 타다가 오른 무릎을 다쳤다.

[4] 감별체질 : 토양체질(Pan.)

[5] 치료경과

회수	날짜	치료 및 경과
1	9. 5.	VoIVoⅢ'. lt.
2	9. 12.	펴는 게 조금 안 되는 정도이고 거의 나았다.

[6] 고찰

이 환자분은 2013년 10월부터 치료해왔다.
ZBPset의 위력을 다시 한 번 실감케 해 준 사례이다.

---

11) 보고자 : 벧엘한의원 김웅시

■ 무릎인공관절치환술후 통증 ■ 12)		
한OO	남	1953년생(63세)

[1] 초진일 : 2017년 7월 29일(土) ADM

[2] C/C : 양측 무릎인공관절치환술(2017년 7월4일)후 통증, 부종,
　　　　　굴곡감소(좌95 우110)

[3] P/H : 수년간 무릎관절증으로 치료 중 호전 없어 인공관절술 시행함.
　　　　　정형외과 수술 후 한 달간 입원, 제통 및 재활 위해 본원 입원,
　　　　　HTN/DM(-/-)

[4] 감별체질 : 목음체질(Cho.)

[5] 치료경과

회수	날짜	치료 및 경과
1	8/1(월)	입원 후 양측무릎통증(VAS 8), 부종, 굴곡 감소 더 심해졌다. 통증으로 잠을 못 잠. 진통제 주사 맞음 (좌 85도 /우 100도)
		Lt. ZBP 551 + Rt. DFP 551
2	8/2(화)	어제보다는 잘 잠. 진통제주사 맞음 '진통제 참으세요' (좌 95도 /우 105도)
		Lt. ZBP 551 + Rt. KFc 42
3	8/3(수)	입원 후 양측무릎통증, 부종, 진통제 없이 잘 잠, (좌105도 /우 130도)
		Lt. ZBP 551 + Rt. KFc 42
4	8/4(목)	입원 후 양측무릎통증(VAS4), 부종 감소, 진통제 없이 잘 잠(좌 110도 /우 130도)
		Lt. ZBP 551 + Rt. KFc 42

---

12) 보고자 : 검단한방병원 김준용

회수	날짜	치료 및 경과
5	8/5(금)	현재 호전 중 (좌 110도 /우 130도)
		Lt. ZBP 551 + Rt. KFc 42

[6] 고찰

직업이 목수로 평소 무릎에 무리를 많이 주는 일이어서 고령이 아님에도 무릎 인공관절치환술을 받았다. 전 병원 수술 후 물리치료와 약물치료로 3-4주간 비교적 경과가 좋았었다고 한다. 본원 (토요일) 입원시킨 후 월요일부터 도수치료를 계획하였으나, 주말 동안 상태가 안 좋아졌다. 도수치료는 보류하고 우선 체질침과 물리치료를 시술하였고, 수요일에는 무릎의 가동성이 수술한 병원에서보다 더 향상되었다.

수술 후 입원환자는 수술 후 후유증이 생길 수 있어서 침습적 행위가 아무래도 조심스럽다. 전 병원에 있는 동안 상태가 좋았다고 하였으나. 주말동안 상태가 나빠져서 난감하였다. 체질침은 비교적 비침습적으로 좋은 효과를 낼 수 있어서, 수술 후 입원환자, 침술에 부담 있는 환자, 유침이 부담스러운 환자군에서도 접근이 용이하다고 생각한다.

상기환자의 경우 본원 입원 후 주말동안 개인적 활동으로 상태가 악화되었다. 체질침과 물리치료, 안정으로 통증이 호전되었고, 특히 가동성은 별다른 재활치료 없이 전 병원에서 3주간(재활치료 받았었음) 보다 향상되었다.

왼발등과 발목 통증 13)	금음체질	여	1955년생

[병력]

초진 : 2017년 7월 27일(木)

왼 발등과 발목 통증으로 내원함.

예전에 발목을 심하게 삔 적이 있음. 오래 되서 언제인지는 기억이 잘 안 나지만 꽤 오래 됐다고 하심. 최근에 오래 서 있는 일을 하는데 발등과 발목이 아파서 서 있기 힘들다고 하심.

[치료]

회수	치료 및 경과	
1	7. 27.	ZBPV5555 rt.

[고찰]

만성 인대손상으로 보고 ZBPV을 시술하였다. 1회 치료 후 통증이 많이 줄어들었음을 확인하였다.

아직 마무리된 상황은 아니지만 ZBPV가 만성화 경향을 띠는 인대 손상에 효과가 있을 것으로 기대한다.

---

13) 보고자 : 경희애한의원 김치범

■ 발뒤꿈치 통증 & 손목과 엄지본절 통증 ■ 14)		
OO	여	61세

[1] 초진일 : 2017년 8월 28일(月)

[2] C/C : (1) 발 뒤꿈치 통증
　　　　　(2) 손목과 엄지 본절 통증

[3] P/H : 155cm/54kg

　　　　10일 전 돌을 잘못 밟아서 우측 발뒤꿈치 통증. 족저근막염 진단, 정형외과에서 양약을 처방 받았으나 별무 효과임.

　　　　평소에 집에서 전자 끼우는 알바를 하시는데 손목 양계부위 및 엄지 본절에 통증이 있음

[4] 감별체질 : 금양체질(Pul.)

[5] 치료경과

회수	날짜	치료 및 경과
1	8. 28.	
		Pul. DZPD'
2	8. 29.	통증 거의 소실됨.
		DZPD'
3	8. 30.	통증 없슴. 두 번째 주소증 호소함.
		ZBPV
4	8. 31.	손목 50% 호전, 손목 목표로 체질 변경.
		Gas. ZBPD'
5	9. 1.	족저통 호소. 손목 양호하게 유지됨.
		Pul. DZPD'

---

14) 보고자 : 중앙한의원 김상열

회수	날짜	치료 및 경과
6	9. 4	족저통 호전.
		ZBPV
7	9. 5,	손목 완치 위해 2회 더 자침 원하심.
		ZBPV

[6] 고찰

발뒤꿈치 통증에 척추방(DZPD')을 습관적으로 사용하였는데, 인대염증방(ZBPD')을 했으면 어땠을까 하는 생각이 든다.

발바닥, 손목이 모두 호전되던 중에 처음부터 금양과 토음의 맥이 모두 의심되어 토음으로 시술하였는데, 족저 통증이 다시 유발되어 오진이라고 판단하였다. 금양체질로 확정하고 모두 완치 종결하였다.

	■ 발뒤꿈치 통증 ■ 15)	
최 ○ ○	여	1960년생(56세)

[1] 초진일 : 2017년 7월 15일(土)

[2] C/C : 우측 발바닥 뒤꿈치 통증

[3] P/H : 약 한달 전 높은 데서 뛰어내린 뒤로 우측 발바닥 뒤꿈치 쪽으로 통증이 온다. 오래 서있거나 걸을 때 통증 발생. 당시에 멍도 들었었다.
두통이 간혹 있다.
커피는 많이 안 드심. 밀가루 음식 우유는 양호.
복약/과거력 : 별무

[4] 감별체질 : 목양체질(Hep.)

[5] 치료경과

회수	날짜	치료 및 경과
1	7. 15.	ⅦoⅥoⅢ˝.×3 lt. + ⅠoⅥc. rt. / 불환금정기산 1일분
2	7. 17.	통증 50% 경감. 체질을 알고 싶다.
		ⅦoⅥoⅢ˝.×3 lt. + ⅠoⅥc. rt. / 불환금정기산 1일분
3	7. 18.	통증 70% 경감. Hep. 섭생표 드림
		ⅦoⅥoⅢ˝.×3 lt. + ⅠoⅥc. rt. / 불환금정기산 1일분
4	7. 19.	어제 산에 1시간 정도 다녀왔는데 괜찮았다.
		ⅦoⅥoⅢ˝.×3 lt. + ⅠoⅥc. rt. / 불환금정기산 1일분

---

15) 보고자 : 경희정한의원 이기동

[6] 고찰

발바닥 뒤꿈치 타박상으로 인한 통증에 ZBP + KBc 조합을 적용해 보았는데 상당히 빠른 치료효과를 보여주었습니다. 신경포착으로 인한 통증과는 발병기전에 차이가 있지만 일단 타박상으로 인한 발뒤꿈치 통증에는 양호한 효과가 있는 것으로 판단됩니다. 16)

TIP

적합한 체질침 처방이란?
테트리스 게임에서 내려오는 블록을 상기하라. 적합하지 않은 블록은 그저 쌓여갈 뿐이다.

---

16) 살균방을 추가한 것은 蛇足이라고 생각한다.

■ 아킬레스건염 ■ ¹⁷⁾		
정OO	남	1972년생(45세)

[1] 초진일 : 2017년 7월 26일(水)

[2] C/C : 좌측 아킬레스건의 통증.
　　　　　어제 운동을 하다가 시작됨. 걷기 불편하다.
　　　　　160cm 65kg　혈압 146/92

[3] P/H : 손목, 발목 등의 통증으로 치료

[4] 감별체질 : 토양체질(Pan.)

[5] 치료경과

회수	날짜	경과 및 반응	치료 처방
1	7. 26.	아킬레스건을 누르면 통증이 심하고 걸을 때 전다.	ZBP555×3
2	7. 27.	많이 좋아졌다. 걸을 때 불편하지 않다. 누를 때 통증은 감소됐지만 있다.	ZBP555×3
3	7. 28.	운동하니 다시 아프다. 26일보다는 많이 덜하고 27일보단 아프다.	ZBP555×3 + KZP551

[6] 고찰
아킬레스건염에도 역시 ZBP의 효과가 좋았다.
운동 후 다시 아파졌을 때 혹시 척추성 병변이 있을까 하여 KZP를 추가하여
보았다.

---

17) 보고자 : 공도경희한의원 서창국

▣ 아킬레스건염 ▣ 18)		
박OO	여	1995년생(23세)

[1] 초진일 : 2017년 7월 4일(火)

[2] C/C : 우측 아킬레스 건과 발 뒤꿈치 연결부위 약간 위가 아프고 육안으로
도 좌측보다 부었다.
체중 조절을 위해 현재 헬스장에서 GX19)를 3시간씩 하고 있다.
1주일째 운동 중이다. 통증 발생한 지는 2일째이다.

[3] P/H : 2017년 3월에 무릎 아래로 야간 통증으로 쑤셔서 잠을 못 자고, 허
리 디스크로 진단 받고 허리에 주사도 맞았으나 효과 없어서 내원하
여 Pan. DZP + KVa로 2회로 호전된 경험이 있다.

[4] 감별체질 : 토양체질(Pan.)

[5] 치료경과

회수	날짜	치료 및 경과
1	7. 4.	아킬레스건염으로 보이지만 운동 과부하로 인한 하지 증상 이므로 척추성을 무시할 수도 없어서 겸방함.
		ZBP551 + KZP551
2	7. 5.	어제 운동을 쉬었다. 오늘은 육안으로도 부은 것이 내렸고 걸을 때도 거의 아프지 않다. 신기하다.
		ZBP551 + KZP551

[6] 고찰

KZP만으로는 이 정도로 빠른 효과가 없지 않았을까 싶다.
건염에는 확실히 ZBP가 주효한 것으로 보인다.

---

18) 보고자 : 서현한의원 이미승
19) Group Exercise

■ 요통 및 족근통 ■ [20]		
최OO	여	1951년생(66세)

[1] 초진일 : 2017년 6월 29일(木)

[2] C/C : 오른쪽 요통 및 족근통.
　　　　요통은 수년째 좀 무리했다 싶으면 아프고 족근통은 최근 2-3개월
　　　　전부터 시작.
　　　　통증의학과에서 족저근막염으로 주사치료를 받아 괜찮아졌다가 재발.
　　　　이번에는 주사치료에 반응이 없다.

[3] P/H : 평소 종아리 쥐가 자주 난다. 손발이 잘 때 저리다.
　　　　협심증약 및 고지혈증약 복용. 혈압은 126/79

[4] 감별체질 : 목양체질(Hep.)

[5] 치료경과

회수	날짜	치료 및 경과
1	6. 29.	DVP(lt. 444×2)
		순환개선이 필요할 것으로 보고 활력방 선택.
2	6. 30.	DVP(lt. 444×2)
		아직 잘 모르겠다.
3	7. 3.	요부 습부항 및 족저아시혈 火鍼.
		별무 반응. 환자가 원하여 습부 시행. 체질침 시술 안 함.
4	7. 5.	DZPVK'(lt. 55555), ZBP(rt. 555)
		허리, 발바닥 좋아지는 거 같은데 만족스럽지는 못하다.
5	7. 6.	DZPVK'(lt. 55555), ZBP(rt. 555)
		좋아지고 있다. 계속 통증 있다.

---

20) 보고자 : 경희애한의원 김치범

회수	날짜	치료 및 경과
6	7. 10	DZPVK'(lt. 55555), ZBP(rt. 555)
		좋아지고는 있는데 치료효과에 반신반의한 눈치.
7	7. 21.	DZPVK'(lt. 55555)
		참을 만 했는데 최근 심해짐.
8	7. 27.	DZPK'D'
		심한 건 조금 나아졌다.
9	8. 4.	DZPD'(lt. 5555×2), ZBP(rt. 555×2) (물리치료 후 시행)
		좋아지고 있다.
10	8. 8.	DZPD'(lt. 5555), ZBP(rt. 555) (물리치료 후 시행)
		몸이 가뿐하고 몸에 힘이 들어가면서 통증도 거의 없다.

[6] 고찰

체격에 비해 혈압이 높지 않고 평소 쥐 내림, 손발의 저린 증상을 고려하여 활력을 주기 위해 DVP를 선택하여 2회 치료했으나 별무 효과. 3회째는 환자가 습부항을 원하여 해드림. 같이 발바닥 火針을 함께 시행. 중첩효과를 막기 위하여 체질침 시행 안 함. 만족스럽지 못했는지 이후에는 습부항 해달라고 하지 않음.

4회째부터는 DZPVK' + ZBP를 사용하였는데 좋아지는 것 같았으나 썩 만족스럽지 못했음. ZBP가 사족인가 싶어 DZPVK'만 1회 더 시행. 이후 경락유주를 고려하여 DZPK'D'를 선택. 조금 더 낫기는 하나 만족스럽지 못하다가 최종적으로 DZPD' + ZBP 자침 후 굉장히 좋아짐. 1회 자침 후 통증이 거의 없다고 하심. 몸이 굉장히 가볍고 몸에 힘이 들어간다고 말씀하심. 한 번 더 DZPD' + ZBP 자침 후 마무리.

목양체질 협착 증세에 DZPVK'를 많이 사용해왔고 환도 및 대맥통증을 고려하여 담경락을 선택하였으나 족근통의 원인(비복근, 가자미근)과 관련하여 방광경만을 선택했을 때 오히려 더 예리한 효과를 보였고 특히 이전에는 생각지 못했는데 평소 침 치료 후 돌뜸, 간섭파, 공기압, 안마 등 물리치료를 시행하였는데 물리치료를 다 끝내고 마지막으로 자침을 하니 효과가 배가되는 것을 확인할 수 있었습니다.

■ 足跟痛 ■ 21)		
최호O	남	1959년생(59세)

[1] 초진일 : 2011년 11월 15일(수)

[2] C/C : 좌측 족근통, 양측 종아리 뻐근함

[3] P/I : 한 달 전부터 상기증상 발하여 정형외과에서 수차례 충격파 치료,
물리치료 등 시행하고 도수치료 권유 받음. 증상 별무 호전.

[4] 감별체질 : 토양체질(Pan.)

[5] 치료경과

회수	날짜	치료 및 경과
1	11. 15.	
		ZBP555
2	11. 17.	통증 줄고 통증 부위 좁아짐
		ZBP555
3	11. 21.	오래 서 있은 뒤에 약간 통증 나타남
		ZBP555 + KZc51
4	11. 23.	통증 거의 없었다.
		ZBP555 + KZc51
5	11. 25.	
		ZBP555 + KZc51

[6] 고찰

근막염에 의한 발뒤꿈치 통증에 기존의 KBc와 KZc보다 ZBP가 훨씬 효과 있음
을 실감한 케이스이다. KZc는 종아리 근육통이 목표이다.

---

21) 보고자 : 금곡한의원 이선화

■ 타박상 후유증의 찌릿한 통증 ■ 22)		
이OO	여	1982년생(36세)

[1] 초진일 : 2017년 6월 16일(金)

[2] C/C : 2016년 9월 14일 추석 무렵 발등으로 큰 상이 모서리로 떨어져서
응급실로 내원. 골절은 아니나 깁스 2달 함.
현재도 수개월이 지났는데도 걸으면 아프다.
발등이 찌릿하게 아프다. 눌러서 아프지는 않다.

[3] P/H :

[4] 감별체질 : 수음체질 > 목음체질(Cho.)

[5] 치료경과

회수	날짜	치료 및 경과	
1	6. 16.	건과 인대의 염증으로 보고 일단 수음 치료함	Ves. ZBP(左)551
2		침 치료 후 10여분 뒤에 대기실에서 기다리다가 걸어보았는데도 여전히 찌릿함. 다시 환자를 눕히고 수양으로 시술함.	--> Ren. ZBP551
3	6. 17.	별 변화 없음	Cho. ZBP551×2
4	6. 19.	17일 치료 이후 아프지 않다고 함.	Cho. ZBP551×2
5	6. 20.	증상 없다고 함.	

[6] 고찰

소관절이 아프지만 척추성이 아니고, 또한 근육층이 별로 없는 발등이라 건과 인대의 손상 후 회복이 완전하지 않아 생기는 통증으로 판단하고 시술하여 좋은 결과를 얻었다.

---

22) 보고자 : 서현한의원 이미승

■ 발등 통증 ■ 23)		
OO	여	73세

[1] **초진일** : 2017년 7월 27일(木)

[2] **C/C** : 오른 발등이 어제부터 화끈거리고 아프다.

[3] **P/H** : 간암으로 2번 수술 받음.
　　　　지금도 병원 치료 중이고 아픈 몸으로 간병 중 얼굴이 힘들고 어둡다.

[4] **감별체질** : 토음체질(Gas.)

[5] **치료경과**

회수	날짜	치료 및 경과
1-4	7. 27. ~	ZBP×3 + KZ
		3회 치료 후 95% 호전, 4회 치료로 종료.

[6] **고찰**

과거 경험으로는 이런 환자분의 경우 간치료(KZ + KPa)로 좋아질 수 있지만 ZBP를 사용해 치료가 된 임상예이다.

8월 7일에 오른쪽 견불거로 내원 시 간치료 2회로 득효했다.

---

23) 보고자 : 경희빛과소금한의원 박동희

■ 발바닥 통증 ■ 24)		
류OO	여	1973 년생(45세)

[1] 초진일 : 2017년 7월 31일(月)

[2] C/C : 27일–30일까지 여행하느라 많이 걸었다.

　　　　　신발은 편했는데 무리한 거 같다.

　　　　　발바닥의 안쪽 아치 뒷부분과 뒤꿈치가 연결되는 부위가 아프다.

　　　　　여행 중에도 아침에 일어나면 발바닥이 아팠다.

[3] P/H : 과거에 주로 허리, 어깨를 치료했다.

[4] 감별체질 : 목양체질(Hep.)

[5] 치료경과

회수	날짜	치료 및 경과	
1	7. 31.	일반적인 족저근막염인 듯하다. 체중도 약간 있어서 척추성도 있지 않을까 하여 겸방하였다.	ZBP + KZPB
2	8. 1.	어제까지는 약간 불편했는데, 오늘 아침에 일어났는데 발이 아프지 않다고 한다. 그래도 하루 더 치료해 놓는 게 나을 거 같아 내원했다고 한다.	ZBP + KZPB

[6] 고찰

ZBP를 주처방으로 할지 KZP를 주처방으로 할지, 단독으로 할지 겸방할지 고민이 좀 되었다. 하나씩 해보는 것이 확인하기에 더 좋을 것이나 둘 다 원인이 있지 않을까 하는 생각에 자꾸 겸방하게 된다.

추후 좀 더 간결한 처방을 추구해보아야겠다. 25)

---

24) 보고자 : 서현한의원 이미승
25) ZBP를 단독으로 사용하였더라도 효과가 났을 것이다.

■ 족저근막염 ■ 26)		
조OO	여	1963년생(55세)

[1] 초진일 : 2017년 8월 2일(水)

[2] C/C : 오른쪽 발바닥 아치 부분이 아프다. 발목도 약간 불편하다
　　　　 7월 29일에 바닷가에서 물놀이를 겸한 체육대회를 한 후 발생했다.
　　　　 X-ray에서는 이상이 없다.
　　　　 양방에서 물리치료와 소염진통제를 먹고 있는데 차도가 없어서 내원
　　　　 함.

[3] P/H : 식사패턴에서는 별 다른 특이 사항이 없다.
　　　　 밀가루를 자주 먹으면 변비가 오는 정도.

[4] 감별체질 : 토음체질(Gas.)

[5] 치료경과

회수	날짜	치료 및 경과	
1	8. 2.	오른쪽 발바닥의 내측 腎經 쪽으로 불편하다. 　모래사장에서 발바닥의 인대가 과한 운동으로 인해 염증이 생긴 것으로 판단하여 처방을 구성하였다. 보통의 흙길보다 모래라는 특성을 감안하여 척추에도 과부하가 걸렸을 것이라 판단되어 KZP를 겸방하였다.	ZBP + KZP(右)
2	8. 10.	지난번 치료로 발바닥은 좋아졌는데, 어제(9일) 힐을 신고 외출한 후 발바닥이 다시 약간 불편하여 내원하였다.	ZBP×2 + KZP

---

26) 보고자 : 서현한의원 이미승

회수	날짜	치료 및 경과	
3	8. 16.	주말에 울릉도 성인봉 등반 후에 발생. 양측 허벅지 앞과 종아리 뒤 쪽의 통증.	ZBP×2 + KZP

[6] 고찰

우리 몸의 인대나 건은 많은 부분에 분포되어 있어, 다양한 원인에 반응하여 발병되는 것 같다.

이 환자는 중년의 여성으로 동창들과 바닷가에서 레포츠를 즐기던 중 모래에서 장시간 운동을 한 탓으로 발바닥의 인대가 무리가 되었던 것 같다. 우리도 모래사장을 걸을 때 평지보다 몇 배의 피로도를 느낀다는 것을 경험으로 알 수 있다. 이 증상을 보고 환자의 아들이 "엄마! 이제는 그렇게 격렬하게 놀 수 있는 나이가 아니에요."라고 했다고 한다.

■ 태백혈 부위의 건초염 ■ 27)		
한OO	남	1975년생(42세)

[1] 초진일 : 2017년 11월 1일(水)

[2] C/C : 좌측 태백혈 부위의 건초염,

[3] P/H : 4개월 정도 됨, 복싱 운동 중 발병. 발 아픈 후로 운동 중단.

[4] 감별체질 : 토양체질(Pan.)

[5] 치료경과

회수	날짜	경과 및 반응	치료 처방
1	11. 1.	엄지발가락을 뒤로 젖힐 때 아프다. 아픈 부위를 누를 때 아프다. 침 치료 후 발가락 젖힐 때 통증이 거의 없다. 누를 때 통증도 90% 정도 감소.	ZBP555 ×3
2	11. 3.	불편한 통증이 있다. 치료 전보다는 많이 낫다. 엄지발가락 젖힐 때 통증은 거의 없다. 누를 때 통증은 있다. 침 치료 후 누를 때 통증도 거의 없다.	ZBP555 ×3

[6] 고찰

건초염에 ZBP555의 효과는 신속히 나타나는 듯하다. 바로 효과가 없을 때에는 다음 내원 시에도 효과가 없었다.

바로 효과가 있었을 때에는 보통 다음 내원 시에, 바로 치료 후보다는 통증이 더 하지만 처음보다는 좋아진 상태로 온다.

---

27) 보고자 : 공도경희한의원 서창국

[5] 부록

- ▣ K'ZP'set에 관하여
- ▣ 박민학 원장이 K'ZP'set을 활용한 치료 사례
- ▣ 박민학 원장이 K'ZP'set을 활용한 추가 사례
- ▣ 견관절 석회염
- ▣ DBPset에 관한 탐구
- ▣ DBPset의 운용 사례 분석
- ▣ DBPset의 운용 방법 제안
- ▣ 중이염
- ▣ 어깨관절염
- ▣ 회전근개염
- ▣ 견관절 충돌증후군

▣ K'ZP'set에 관하여 ▣

2016년 4월 17일에, 臨八硏의 정기모임에서 경한의원 박민학 원장이 K'ZP'set에 관한 내용을 발표하였다.

박민학 원장은, "KZP는 관절염증방으로 불린다. 그리고 이를 응용한 고단방에서 KZPset는 척추나 뼈와 관련하여 신경 전도장애에 운용한다. KZPset과 관련된 처방 형식으로 K'VP'set과 K'ZP'set, 그리고 KVPset이 있다. 체질침의 이전 자료에서 [KZPset / K'VP'set / KVPset]은 용례가 있으나, K'ZP'set이 사용된 고단방 자료는 알려진 바가 없었다."라고 하였다.

그런데 이 판단은 적절하지는 않았다. Peter Soh(소광은)이 1990년대의 체질침 자료를 정리한 파일 속에 아래와 같은 내용이 있다.

---

47. 천식 처방
: 1996년 7월
: 하한출이 배철환에게 천식 처방을 문의함
: KZPVB / KFPVB / K'ZP'VB / K'FP'VB / K'FP'DZ

84. 관절염
: K'ZP'551 + K'BP'551
: 김상훈
: 하한출이 모친의 슬관절통에 적용 유효함

89_1 안면신경마비
: K'VP'B 4444
: K'VP'BD' 44444
: KBP551이 적극적으로 시도되지 않음
: 久 KZPD 5551
: DFPZ 5515 / DVPB 4424
: K'ZP'B 5515 토양체질

1)

---

1) 이 내용은 Peter Soh의 파일 중에서, 이강재가 중요한 내용을 발췌하여 다시 정리한 것이다.

하지만 오히려 이런 내용에 대해서 사전에 알지 못했던 것이, 박민학 원장의 생각을 자유롭게 만들어 주었다고 생각한다.

박민학 원장은 보고서를 작성할 무렵에 만났던 네 명의 환자를 통해서 K'ZP'set에 대한 실마리를 찾았다고 하였다.

TIP

훌륭한 임상사례는 법원의 판례와 같다.

[Case 1] 손가락 조조강직

김OO	토음체질	여	1965년생(50세)

초진은 2015년 8월 19일이다. 첫 만남에서 요통을 치료하면서 체질을 확정하였다.

2015년 9월 8일에 갱년기 증상인지 손가락 통증으로 주먹을 쥘 때마다 아프고, 아침에 일어나면 매우 뻑뻑하고 아프다고 한다. 어깨와 목도 아프지만 손가락을 치료해 달라고 했다.
이 환자를 [ⅤⅨⅢ"Ⅱ+ⅤⅠⅢ"Ⅶ / KZPB+KFPD] [ⅥⅡⅣ"Ⅸ / K'BP'Z] [ⅥⅠⅣ"Ⅶ / K'FP'D] 이런 처방으로 치료했지만 큰 차도는 없었다.

머리에 문득 떠오른 생각이 KZPset를 관절의 염증과 관련한 질환에 쓰는데 이분은 다친 적도 없으므로, 갱년기의 호르몬 대사와 관련하여 호르몬 문제로 뼈에 이상이 있는 것으로 생각해서 K'ZP'set를 써보기로 했다.
바이러스 질환일 때 KBP를 쓰는데, 알러지 반응과 같이 면역계나 호르몬이 관련될 때에는 K'BP'set를 쓰는데 착안했다.

2015년 10월 19일부터 K'ZP'BV를 썼는데, 다음날부터 통증과 뻑뻑함이 개선되었고 그 후 이 처방을 쓰면 쓸수록 호전되었다.

[Case 2] 견관절 석회화 腱炎

김OO	토음체질	남	1943년생(72세)

2014년에 뇌경색으로 한 달 입원 후에 퇴원하다가 넘어지면서 어깨를 다쳤다고 한다. 어깨 통증이 심해서 밤에 잠을 자기 힘들어서 사진을 찍어보니 오른쪽 견관절에 석회가 있는 것을 발견하였다고 한다. 혈전용해제를 복용하고 있어서 수

술을 못하고 있는 실정이라 물리치료 및 체외충격파치료 등을 계속 했다고 한다.

야간에 심한 통증으로 밤에 잠을 이루기가 힘들던 중, 2015년 5월에 본원에 내원했다. 석회화 건염을 한 번도 치료해 본 적이 없었지만, 체질침은 어떤 상황에서도 대처가 가능하다는 말씀이 떠올라 치료할 수 있겠다는 자신감이 들었다. 하지만 시간이 가도 나을 생각은 안하고 환자의 호소는 계속되었다.

체질도 처음에는 토음체질, 그 다음은 토양체질, 금양체질로 하여 알고 있는 처방은 다 써봤으나 무효였다. 시간이 갈수록 환자는 계속 아프다고 하니 도무지 체질을 확정지을 수가 없었다.

그러던 중 [case 1]의 손가락 조조강직 환자가 떠올랐다. 그래서 2015년 10월 17일부터 K'ZP'set를 기본으로 하고 통처의 경락 순행에 따라서 [K'ZP'D / Ⅵ Ⅸ Ⅳ "Ⅶ] [K'ZP'D'B / Ⅵ Ⅸ Ⅳ "Ⅷ Ⅱ]를 썼다. 그랬더니 야간 통증이 점점 감소하면서 잠을 잘 수 있었다.

이 환자의 경우 10월 17일 이전까지는 워낙 처방이 중구난방이어서 사실 포기 상태에 있었다. 환자분에게도 면목이 없으나 낫지도 않는데 근 6개월을 치료자를 믿고 따라와 주어서 정말 감사했다.

2015년 10월 30일에 환자분께 사진을 한번 찍자고 했다. 너무 오래 치료했고 또 결과를 알고 싶었다. 그랬더니 사진을 찍어 오겠다고 했다. 애초에 사진으로 확인하지 않고 치료를 시작했고 치료 기간이 너무 길었다.

환자분이 2015년 11월 2일에 사진을 찍어서 가지고 왔다. 치료를 했던 병원에서 의사가 보더니 깜짝 놀라더란다. 어떻게 석회가 없어졌냐고 하면서, 한의원에서 치료했다고 하니 의사가 의아해했다고 한다.

2015년 11월 2일에 이전 사진을 처음 보았다.

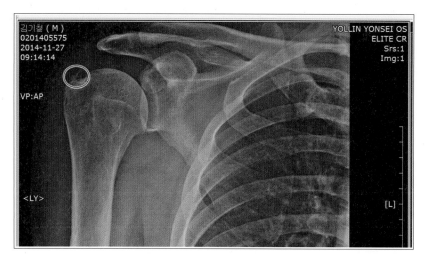

사진에서 원으로 표시한 부분이 석회화된 부분이다. 처음 방사선 촬영을 한 날짜는 2014년 11월 27일이었다. 이후에 2015년 11월 2일까지 총 6회 촬영을 하였다.

이 기간 중에 변화된 것을 방사선 촬영 사진을 통해서 비교해 보았고, 최종적으로 2015년 11월 2일에 촬영된 사진에서 석회화된 부분이 사라진 것을 확인할 수 있었다.

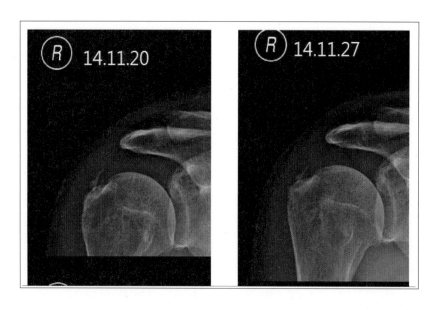

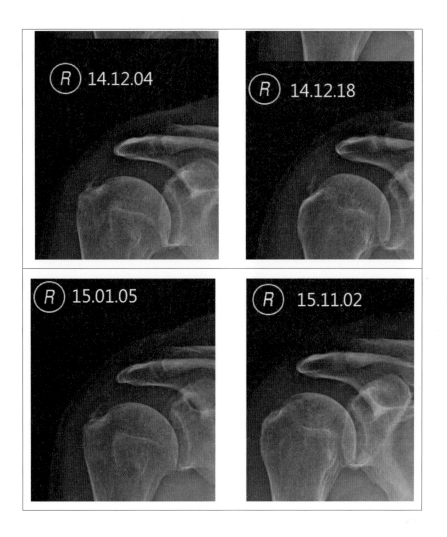

[Case 3] 우측 손가락 2지 조조강직

김OO	토음체질	남	1945년생(70세)

[case 2] 환자분의 동생이다. 2015년 12월 14일에 내원했다.

아침에 일어나면 오른쪽 두 번째 손가락이 뻑뻑하다고 한다.

[case 1]의 경험으로 K'ZP'set를 기본으로 하고, 2지는 대장경이므로 [K'ZP'D'
/ ⅥⅨⅣ"Ⅷ]를 썼고, 2016년 1월 13일에 치료한 후에 환자분과의 대화를 동영
상으로 남겼다. 그때까지 증상이 15% 정도 남았다고 했다.

[Case 4] 요통과 하지 저림 및 방사통

강OO	목양체질	여	1940년생(75세)

초진은 2015년 11월 28일이다.

방광암을 앓고 있는 남편을 간호해야 하는데, 허리 통증과 다리 저림이 심하다고 했다. 아침에 일어나면 특히 허리가 더 아파서 움직이기가 힘들다. 요추를 촉진해 보면 뼈가 휘어있었고 요추와 천추 쪽 압통이 심했다.

치료를 시작하면서 주사와 진통제를 끊자고 권고했는데 환자분이 잘 지켰다.

처음에는 체질을 잘못 보았고, 그 다음에 목양체질로 판명이 되었다.
[ⅠⅧⅢ"Ⅹ / KZPD'] [ⅨⅧⅢ"ⅤⅠ / DZPFK] [ⅨⅧⅢ"ⅥⅡ / DZPBK'] 로 치료했으나 통증이 마찬가지였다. 맥은 아무리 봐도 목양체질이 확실해서, 아침에 증상이 더 심하다고 해서 류마티스가 있는 것이 아닐까 생각했다. 그래서 K'ZP'set를 써보기로 했다.

12월 21일부터 [ⅡⅦⅣ"Ⅹ / K'ZP'D'] 와 [ⅡⅦⅣ"ⅥⅩ / K'ZP'BD']를 썼더니 통증이 많이 호전되었다. 2016년 11월 13일에 동영상을 찍으면서 물어보니, 저림은 없어졌는데 허리통증이 남아있다고 한다. 아직까지는 아침에 일어날 때 무언가를 잡고 일어나야 한다고 했다.

[Case를 통한 인식]

이상의 네 case를 통해서 박민학 원장은 "K'ZP'set는 KZPset와 달리 뼈 자체의 문제보다는 호르몬과 같은 내분비 대사의 이상에 의한 통증과 그 부산물에 의한 통증, 그리고 류마티스성 질환과 유사한 통증 양상에 적용할 수 있을 것 같다."는 인식을 얻었다는 것이다.

이것이 2016년 1월 13일이었다.

▣ 박민학 원장이 K'ZP'set을 활용한 추가 사례 ▣

[Case 5] 유방의 미세석회화

김OO	목양체질	여	1955년생(60세)

유방의 미세석회화란 유방 내에 2mm 이하의 하얀 점으로 보이는 것을 말한다. 대부분의 석회화는 양성 질환에 의하여 발생하는 것으로 약 80%가 이에 해당한다고 한다. 환자분은 보고자의 이모이다.

2013년 11월 5일에 건강검진으로 유방촬영술을 시행하여 오른쪽 가슴에 미세석회화를 발견하였다. 또한 2015년 12월 1일에 다시 촬영을 하였는데 더 심해지지는 않았고 석회가 마찬가지였다.

그러던 중 보고자에게 치료가 가능한지를 물었고, 보고자는 확답은 할 수 없으나 한번 해보자고 하였다.

유방을 지나는 경락은 족양명위경과 수궐음심포경인데 족양명위경이 主다. 그래서 胃經을 사용해서 K'ZP'B로 하였다.

2015년 12월 29일부터 2016년 2월 6일까지 총 26회 치료를 하였다.

2016년 2월 23일에 다시 유방을 촬영하였으나 큰 결절이 없어지지 않고 그대로였다. 사진 상으로는 유방의 유선 조직이 약간 선명해진 정도이다.

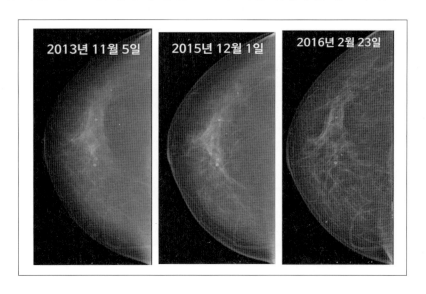

[Case 6] 고관절의 석회성 건염

김OO	토음체질	여	1953년생(62세)

2016년 1월 19일에 처음 내원했다.

2015년 5월에 엉덩이 통증으로 병원을 찾았는데, 고관절에 석회가 있다는 진단을 받았다고 한다. 체외충격파 치료를 몇 번 받고, 2015년 6월 29일에 다시 사진을 찍어 보았으나 그대로였다고 했다.

보행 시에는 괜찮으나 눕기만 하면 엉덩이가 쑤시고 아프다고 했다. 정확하게 엉덩이 어디가 아픈지 모르겠다고 했다. 압통은 환도혈보다 약간 뒤쪽에 치우쳐 있었으나 그렇다고 족태양방광경 라인은 아니었다.

그래서 족소양담경 라인으로 생각하고 담사방을 고려하여 K'ZP'B로 치료하였다. 다음날인 1월 20일에 내원하여 지난밤에는 통증이 완화되었다고 했다. 1월 21일에는 똑바로 눕기가 힘들었는데 이제는 똑바로 누워서 잘 수 있다고 있다.

환자분에게 처음 갔던 병원에 들러서 사진을 가지고 오고, 또 사진을 다시한번 찍어보시라고 하였다. 그랬더니 2월 1일에 사진을 찍어서 내원했다. 그 병원 말고 다른 병원에 가서 사진을 찍었는데 석회가 없었다.

치료한 회수는 총 3회이다. 석회의 크기가 작아서 금방 없어진 것 같다.

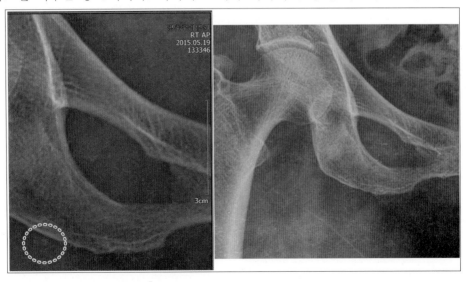

앞쪽 두 장의 사진에서 (바라보는 방향으로) 왼쪽 사진이 2015년 5월 19일에 찍은 것이고, 오른쪽 사진이 2016년 2월 1일에 찍은 것이다. 왼쪽 사진에 원으로 표시된 것이 석회화된 것이다.

[묘한 共感]

박민학 원장이 2016년 4월 17일에 진행한「K'ZP'set의 새로운 인식에 대한 보고」가 마무리되었다.

시간이 조금 더 흘러 2016년 11월 20일에 진행한 정기모임에서 원광맥한의원의 한세현 원장은 DBPset을 운용한 세 건의 사례와 함께 다른 set처방을 운용한 사례 하나를 보고하였다.

한세현 원장의 보고는 견관절 석회염 환자였고, 한 원장이 마지막으로 사용한 처방은 놀랍게도 K'ZP'set이었다. 그런데 더 놀라운 것은 한세현 원장은 4월에 박민학 원장이 보고한 내용은 알지 못했다는 것이다.

■ 견관절 석회염 ■ 2)		
김OO	남	57세

[1] 초진일 : 2015년 12월 18일(土)

[2] C/C : 견관절 석회염. 우측 어깨 결림과 관절가동역 제한

[3] P/H : 최근에 손가락을 다쳐 항생제 복용 중, 약물 부작용으로 핍뇨 증상
이 있은 후로 어깨 통증 시작됨.(신장 기능과 관절회복력의 관계)
원래 직업이 택시운전사로 우측 어깨가 항상 안 좋았음. 견관절 석
회는 원래 껴있었고 이번에 양약 부작용으로 염증이 재발된 것으로
추정.

[4] 감별체질 : 금양체질(Pul.)

[5] 치료경과

회수	날짜	치료 및 경과
1	12. 18.	우측 어깨 결림 관절 가동역이 상향 180도가 정상이라 할 때 135도 정도에서 통증 발생.
		DBP551×2 LT + DZP551 RT
2	12. 21.	여전히 결림.
		DBP551×2 LT + K'BP'555 RT
3	12. 30.	어제 염증치료 처방을 하였으나 관절가동역이 오히려 후퇴함 110도 일반적인 염증이 아님을 느끼고.
		DBPV5555 b (LT+RT)
4	2016 1. 2.	관절가동역 135도로 처음과 같아졌으나, 어깨 견정혈을 지나가는 담경락을 이용하고 싶은 마음이 들어.
		K'BP'V5555 b (LT+RT)

---

2) 보고자 : 원광맥한의원 한세현

회수	날짜	치료 및 경과
5	1. 26.	정형외과에서 견관절 석회염 진단받고 옴.
		K'BP'V5555 b
6	2. 13.	그동안 꾸준히 치료했으나 더 이상의 호전이 없어 B방을 살리되 순서를 변경하고, 5단계 끝 처방을 대장경을 통해 어깨로 기운을 집중하고자 대장사방을 선택.
		K'ZP'B5555 LT + K'ZP'BV RT
7	2. 16.	관절가동역 150도로 호전됨.
		K'ZP'BV55555 b
8	2. 19.	어깨가 부드러워지는 것을 느낌
		K'ZP'BV55555 b
9	2. 22.	호전되는 것을 느낌
		K'ZP'BV55555 b
10	3. 2.	아침에 일어날 때 뻐근함을 느낌.
		K'ZP'BV55555 b
11	3. 5.	관절가동역 160도 까지 호전.
		K'ZP'BV55555 b

[6] 고찰

3월 5일 이후 내원하지 않아 5월 말에 물어보니 움직임이 좋아졌고 불편함을 느끼지 못한다고 한다.

일반적인 근육문제나 관절염 문제가 아니라 원래 견관절 석회증을 가지도 있는 환자가 항생제 복용문제로 면역력이 저하되면서 염증이 발생한 상황이라 5단계 방을 찾아내려 하였다. 어깨와 관련이 있는 담경과 대장경을 선두와 끝에 배치한 5단방 형태를 생각하였으며, 특히 5단에 위치한 대장사방을 한약 쓸 때의 인경약처럼 생각하여 관절의 염증치유 작용이 특히 대장경에 집중되도록 의도하였다.

증상이 호전된 후에 X선 촬영을 통해 석회화 부분에 대한 팔로업이 되지 않은 부분은 아쉽다.

체질침 처방의 3단방과 고단방에도 2단방처럼 치료의 목표(방향성)을 지정하던 시기가 있었다. 자료를 살펴보면 아래와 같다.

[1] 3단방의 방향성

> **** 비뇨생식기 질환**
> **신장염**: 1) K5-Z1p   2) K5-V3p-P3p
> **방광염, 전립선염**: 1) K4-B4-P4   2) K4-B2p-P2

신장염 처방인 [K5-V3p-P3p]에 2단과 3단에 V3p와 P3p로 표시되어 있다. 전립선염 처방에서 보면 [K4-B4-P4]로 1/2/3단이 모두 4수로 운용된 경우에는 방향성 표기가 없고, [K4-B2p-P2] 로 422로 운용된 경우에는 B방을 하초방(p)으로 하였다.
이런 처방들은 1990년대 초반에 이명복 선생과 관련된 자료들3)에서 볼 수 있다.

[2] 고단방에서 보이는 방향성

1996년에 권도원 선생에게 치료를 받던 환자가 자신이 치료받은 내용을 메모해 놓은 자료가 있다. 이 처방은 5단방이다. [D'p4 Vp4 Pp4 Fp4 Kp4] 이렇게 개별 처방에 방향성(p)과 수리(4)가 표시되어 있다.

---

3) '팔상체질침법의 최신 치료법'『한국자연건강학회지』제1집. 1993. 4. p.58
심영『팔상체질침』1995. 2.

[3] 1998년에 작성된 자료

K'ZP	×551. 갱년기장애—潮熱, 火病(자율신경실조증).
DZP'F	×555p5. 간경화, 신증후군.

1998년에 성립되었다고 추정되는 자료에 4단방인 [DZP'F]가 있다. DZP'F의 수리를 [555p5]라고 표시하여 3단에 서는 P'방은 5수로 하초방(p)으로 하라고 설명하고 있다.

1994년 8월부터 한의사통신망인 동의학당에 체질침 관련 자료를 올리던 배철환은 3단방 이상에서 방향성을 표시하는 자료는 잘못이라고 언급했다.4)
하지만 위에 제시한 자료를 통해서 볼 수 있듯이, 1990년대 후반에도 권도원 선생의 진료실에서는 고단방에서도 계속 방향성을 고려한 치료법들이 시도되고 있었다는 것이다.
그러다가 2000년 이후의 체침침 자료에서는 고단방에서 방향성에 관한 언급이 없다. 권도원 선생이 2001년 3월에 신기회 회원들을 대상으로 진행한 강의에서 3단방을 설명할 때도 방향성에 관한 언급은 없었다.
그러니까 최소한 2000년 이후에는 3단방 이상 고단방에서 방향성에 대한 시도는 없었다고 이해하는 것이 합당할 것이다.

위 [1]의 시기에 아래 표와 같은 자료들이 있다. 위에서 설명한 것과 같이 부정맥과 알러지성 비염에 운용된 처방에는 상초방(c)5)으로 치료의 목표가 표기되어 있다.

부정맥	목음체질/수음체질	D'BcP' 442
알러지성 비염	목음체질/수음체질	D'BcP'c 442
위궤양, 위하수	목음체질/수음체질	D'BP' 442

---

4) 신간 '팔상체질침'에 대해 (체질침) 1995. 3. 6.
  "이 책에 나오는 침처방은 권박사님께서 사용하는 처방이 아니다. 고로 효과를 보장할 수 없다."
5) c : con- / p : pro-

여기에 보이는 D'BP'는 DFP와 관련된 처방이다. DFP는 臟方으로 구성되어 있고, 이것을 腑方으로 바꾸면 D'BP'가 된다.

DFP의 경우처럼 DBP는 D'FP'와 연결된다. DBP를 각각 바꾸면 D'FP'가 된다.

1990년대 전반기에는 아래 표와 같은 형식 변화를 통해서 많은 종류의 3단방이 시도되었다고 짐작한다.

기본 3단방		D방	臟/腑 변환	D'방 6)	K'방 7)
KZP	관절염증방	DZP	D'VP'	D'ZP 8)	K'ZP 9)
KVP	활력 / 퇴행방	DVP	D'ZP'	D'VP	K'VP
KFP	궤양방	DFP	D'BP'	D'FP	K'FP 10)
KBP	감기 / 바이러스방	DBP	D'FP'	D'BP	K'BP

현재 남아 있는 자료로 확인할 수 있는 DFP와 DBP 관련 처방의 운용 사례는 아래 표와 같다. 3단방에서 442 수리로 운용될 때는 부계 질환에, 551 수리로 운용될 때는 관절의 통증 질환에 운용되었다.

3단방	442	551
DFP	위궤양	골관절염, 관절종통
D'BP' 11)	위궤양, 위하수	퇴행성관절염, R/A
DBP	중이염, 부비동염 12)	슬관절통, 신경통
D'FP'		

---

6) 실험 3단방 : 4단방이 성립하기 전에 3단방 영역에서 잘 안되던 것들에 대한 시도인 것 같다.
7) 실험 3단방
8) 중풍, 저림
9) 갱년기 조열, 화병
10) 두드러기, 피부염
11) 권도원 박사가 통증에 사용한 처방
　　: 토양/목양체질 - K'BP'551 / DZP551
　　: 목음/수음체질 - ZKP551 / D'BP'551
12) 감염증

4단방과 5단방의 운용 사례도 있다.

고단방 운용	
DFPB	부비동염
D'BP'VK'	
D'BP'VD	陰體質의 이명, 난청
DBPV	R/A, 슬관절통[13], 견통[14]
DBPF	부비동염
D'FP'B	고혈압, 중이염, 부비동염
D'FP'Z	뇌출혈

나는 이 중에서 DBP에 집중했다.

DBPset은 DZPset이나 KFPset와 비교하면 사용 빈도가 높은 처방 형식은 아니었다. 당연한 결과지만 이 처방 형식을 운용한 사례 자료도 많지 않다. 위에 열거한 사례 중에 섞여 있는 것들이 거의 전부이다.

그런데 이 처방 형식을 운용한 사례가 적다고 하여, 이 처방의 활용가치가 높지 않다고 평가하는 것은 적절하지 않다. 이 처방을 적용할 대상 범주에 대해 충분한 탐구가 이루어지지 않았기 때문이라고 생각한다.

그래서 현재까지 확인된 자료로부터 이 DBPset을 운용할 수 있는 방안을 탐구해 보았다.

---

13) 퇴행성 슬관절염 DBPV 5551 김상훈
14) 김상훈 1997. 7. DBPV 5515

▣ DBPset의 운용 사례 분석 ▣

이전에 DBPset이 운용된 사례는 다섯 가지로 구분할 수 있다.

[1] 부비동염
: DBPF / DBPV
[2] 견비통
: DBPV
[3] 슬관절통
: DBPF / DBPV
[4] 요각통
: KZPD + DBP
[5] 류마티스성 관절염
: DBPV

체질침 처방에서 해당 처방이 가진 목표는 2단에 오는 처방에 그 의미가 있다. DBPset에서는 B방이 2단이다. B방이 목표하는 바는 腑系의 감염증이나, 근골격계의 腱과 靭帶의 염증이다. 다른 영역으로는 면역계의 이상반응(거부반응)[15]에도 적용된다.

선두에 서는 D방은 '만성화된', 또는 '관절의 퇴행성 변화'라는 의미를 지닌다. 이런 의미 부여를 통해서 DBPset의 구조를 분석해보면 아래 표와 같아질 것이다.

1단	2단	3단
D	B	P
만성화된	감염증	신경방
관절의 퇴행성 변화	腱과 靭帶의 염증	自火/相火 조절

즉, 腑系의 질병에서는 부비동염 외에도 중이염이나 구내염 같은 EENT의 만성화된 감염증을 포괄할 수 있을 것이다.

---

15) 음식이나 약물의 과민반응이나 부작용 등.

또 근골격계에서는 관절의 퇴행성 변화가 동반된 腱과 靭帶의 염증으로 인한 관절통증 또는 관절 동작 제한으로 이 처방의 활용 영역을 설정할 수 있을 것이다.

[1] EENT의 만성 감염증
: 부비동염, 중이염, 구내염 등
[2] 관절통
: 관절의 퇴행성 변화와 건과 인대의 염증으로 인한 통증과 동작 장애
[3] 류마티스성 관절염
: 자가면역성 통증과 관절 주위 연부조직의 염증

위의 다섯 가지 운용 사례에서 [4] 요각통 사례는 배철환이 보고[16]한 것인데, 이 보고에서 흥미로운 부분이 있다. 아래에 소개한다.

토양체질 요각통
: 요추 디스크, 좌요각통
: KZPD5551 3회 치료 별무 효과,
  KZPD5551 rt. + DBP551 lt. 1회 치료 大效
: 배철환, 이런 케이스 3건

토양체질의 요각통 환자인데, 척추방(관절염증방) 계열의 4단방으로 3회 치료하였는데 별 효과가 없었다. 그래서 다음 내원에서 DBP를 551로 兼方하였더니 그 1회 치료로 크게 좋아졌다는 것이다.
이 사례로 알 수 있는 것은 이 환자의 요각통은 일반적인 요추 디스크는 아니었다는 것이다. 즉 主方인 KZPD의 적응증은 아니었다는 뜻이다. 아마 KZPD 없이 DBP로만 단독 사용하였더라도 비슷한 수준의 결과가 있었을 것이라고 판단한다.

---

16) 이 사례가 수집된 것은 1990년대 중후반쯤이라고 짐작한다.

▣ DBPset의 운용 방법 제안 ▣

근골격계 질환에서는 3단 set처방에, 통증(증상)의 양상에 따라 경락 순행을 고려하여 4단(그리고 5단)에 오는 처방을 정하는 것이 효율적이다.17) 그리고 여타 국소적인 통증질환18)이나 EENT의 염증 같은, 病所가 고정된 腑系의 염증에도 경락 순행을 고려하여 4단(그리고 5단)을 지정하는 것이 효과적이라고 판단한다.

4단방이나 5단방은 3단방보다는 해당 처방이 목표하는 범위를 축소하고 정밀하게 치료하려는 것이다.

[1] 부비동염에서 DBPset 운용법

IXIVIII'VIII II(DBPK'V)는 목음체질에게 운용할 수 있도록 구상된19) 처방이다.
이 처방의 구조는 아래 표와 같다.

set 처방	4th	5th
DBP	K'	V
IXIVIII'	VIII / 大腸方	II / 膽方
	補金	補金瀉木
腑系의 만성화된 감염증	코鼻로 引經	처방목표 완성

이 처방에서 4단에 온 처방은 大腸方이다. 이 처방을 선택한 이유는 수양명대장경이 迎香穴에서 終止하므로 코(鼻)로 引經하기 위한 것이다. 그리고 大腸補方은 補金이므로 목음체질의 최약장기인 대장을 補하는 효과도 함께 고려한 것이다.

5단에 膽方을 넣은 것은 이 5단방의 순환구조를 [水>火>金>木]20)으로 유지하기 위한 것이다. 아울러 4단과 5단이 補金瀉木이 되어 이 처방의 최종 목표를

---

17) 체질침 처방의 선정에서 이런 개념은 2016년 4월 臨八硏의 정기모임에서,
　　「척추성 질환에 대한 체질침 처방 운용법」이란 제목으로 공식적으로 발표되었다.
　　『임상 8체질의학 I』 2016. 5. p.296~350
18) 삼차신경통
19) 이 처방 이전에 '목음체질 부비동염에 IXIVIII'VIII II를 운용했던 자료는 밝혀지지 않았다'는 뜻
　　이다.
20) 相剋 순환구조이다.

補金으로 완성하기 위한 것이기도 하다. 여기에서 5단에 서는 처방은 경락 순행을 고려하지 않는다.

[2] EENT 引經法
눈이나 귀, 구강이나 인후의 염증에 DBPset을 운용하기 위해서도 인경이 필요하다.
눈眼으로 인경할 때는 膀胱經, 胃經, 膽經을, 귀耳로 인경할 때는 小腸經과 膽經을, 구강이나 咽喉로 인경할 때는 胃經과 大腸經을 선택할 수 있다.

[3] 五行 배속을 고려한 4단 선정
EENT眼耳鼻咽喉 자체의 五行 배속은 동일하게 金이다. 그러니 경락 순행을 고려한 인경법 말고 4단에 金方(大腸方/肺方)을 배치하는 방법도 가능하다. 예를 들면, 목양체질에 DBPV를 활용하는 경우이다. 이때 4단에 온 V방은 大腸補方(補金方)이다.

[4] EENT의 만성적인 감염증에 DBPset 운용 처방 제안
위 [1]과 [2]를 고려하여 각 체질의 부비동염에 운용 가능한 5단방을 도출하여 보면 아래 표와 같다.

체질	처방	경락순행	
Pul.	IXoVIoIII"oVIIIoIIo	VIII 大腸	II 膽
Hep.	DBPVK'	鼻 / 口 / 齒	目 / 耳
Pan.	VIIoIVoIII'oVIIIoVIo	VIII 大腸	VI 胃
Ren.	DBPD'V	鼻 / 口 / 齒	目 / 口
Col.	IXoIVoIII'oVIIIoIIo	VIII 大腸	II 膽
Cho.	DBPK'V	鼻 / 口 / 齒	目 / 耳
Gas.	VIIoIIoIII"oVIIIoVIo	VIII 大腸	VI 胃
Ves.	DBPD'K'	鼻 / 口 / 齒	目 / 口

이 처방들의 4단과 5단을 각 체질의 상황과 질병 조건에 맞게 변용하면, 만성

鼻炎, 副鼻洞炎, 中耳炎, 結膜炎, 麥粒腫, 舌炎, 口內炎, 齒齦炎, 喉頭炎, 림프節炎, 腺炎 등에 응용하는 것이 가능하다.

[4] DBPset과 DFPset의 운용법 차이
부비동염에 DBPset을 쓴 4단방도 있고, DFPset을 쓴 4단방도 있다. 이를테면 DBPF와 DFPB 같은 경우이다. 이 두 처방은 외형적으로 2단과 4단을 단순하게 맞교환한 것처럼 보인다. 하지만 이 두 처방의 목표는 엄연히 다르다. 2단에선 처방이 하나는 B이고 다른 하나는 F이기 때문이다.
그런데 부비동염의 어떤 경우에 DBPset을 쓰고 또 어떤 다른 경우에 DFPset을 쓰는 지 임상 증상으로 구분하여 명확한 기준을 제시하는 것은 어렵다.
같은 체질이고 증상이 유사하다고 하여도 환자가 지닌 개인적은 질병 이력과 조건은 서로 다를 수 있다. 이에 따라 어떤 환자에게는 DBPset을 쓰고 또 어떤 환자에게는DFPset을 쓰는 것이다. 그것을 적절하게 구분하는 능력은 온전히 임상에 임하는 8체질의사의 몫이다.

[5] 견비통에서 DBPset 운용법
2016년 11월 20일에, 2016년을 결산하는 임팔연의 정기모임이 열렸다. 이 모임은 회원들이 제출한 임상사례를 발표하는 것이 주된 행사 내용이었다. 이날 보고된 사례 중에서 광주광역시의 원광맥한의원 한세현 원장의 사례에 주목했다.
그는 DBPset을 운용하여 견비통을 치료한 사례 세 건을 한꺼번에 보내왔는데, 서로 다른 질병 조건에 처한 세 명의 환자에게 DBPset을 적용하고, 치료가 진행되는 과정을 구체적으로 보고하였기 때문이다.
한세현 원장은 [DBP / DBPV / DBPFV / DBPVK] 이런 네 가지의 처방을 사용하였다.

질병	어깨관절염	회전근개염증	견관절 충돌증후군
체질	Pul.	Col.	Col.
운용 처방	DBP / DBPV	DBPFV / DBPVK	DBPVK

한세현 원장의 보고는 이전 자료에 있는 '견비통에 DBPV'라는 내용을 검증했다는 데 우선적인 가치가 있다. 또한 나아가 DBPset에 4단과 5단을 결합하는 방

법에 대해서도 구체적인 아이디어를 제공했다는 것이다.

[6] 견관절통에 DBPset을 운용하는 고단방 제안
어깨 관절과 연관된 경락 순행을 고려하여 각 체질별로 다른 형식의 고단방을
구성할 수 있다.

set 처방	4th(또는 5th)			
DBP	Ⅶ 肺經	Ⅷ 大腸經	Ⅲ 心經	Ⅱ 膽經
Pul. / Hep.	Z	V		K'
Pan. / Ren.		D'	F	
Col. / Cho.	K	K'	F	V
Gas. / Ves.		D'		

[7] 슬관절통에 DBPset을 운용하는 고단방 제안
위 [6]의 방식과 유사하게 무릎 관절과 연관된 경락 순행을 고려하여 각 체질
별로 다른 형식의 고단방을 구성할 수 있다.

set 처방	4th(또는 5th)					
DBP	胃經	膵經	腎經	膀胱經	肝經	膽經
Pul./Hep.		F		D'	K	K'
Pan./Ren.	V	Z	K	K'		
Col./Cho.				D'	Z	V
Gas./Ves.	K'	K		D'	F	

[8] 류마티스성 관절염에 DBPset을 운용하는 경우
DBPset을 류마티스성 관절염에 운용하는 것은 관절의 인대나 관절 주위 건의
염증에 집중한 것이라고 생각한다.
이런 경우에도 주된 통처를 지나는 경락의 순행을 고려하여 4단이나 5단에 서
는 처방을 선정할 수 있을 것이다.

[9] 요각통에 DBPset을 운용하는 고단방 제안
이것은 위에 나온 배철환의 사례로부터 아이디어를 얻은 것이다.

보통 척추관협착증에는 DZPset을 운용하고, [DZPFK / DZPBK' / DZPVK'] 이런 형식의 처방을 활용하였다. 물론 이런 경우에도 4단과 5단에 서는 처방을 증상 발현과 경락순행을 맞춰서 운용하는 것이 효과적이다.

위 배철환의 사례가 척추관협착증과 연관되어 있고, 그럼에도 불구하고 2단에 Z방을 넣은 처방으로는 적합하지 않다고 보았다.

그래서 척추관협착증으로 진단을 받은 경우에도 DBPset이 포함된 5단방을 활용해 볼 수 있다고 판단했다.

■ 중이염 ■ 21)		
서OO	남	1949년생(68세)

[1] 초진일 : 2017년 9월 18일(月)

[2] C/C : 좌측 중이염. 밤에 진물과 膿이 나온다.

[3] P/H : 10개월 되었다. 먹는 약은 먹지 않고 외용제만 넣고 있다.
외용제를 사용하지 않으면 통증이 있다. 청력도 많이 저하되었다.
잇몸이 약해서 비타민을 먹는다. 혈압 : 127/77 (10:34)

[4] 감별체질 : 수음체질 > 목음체질(Cho.)

[5] 치료경과

회수	날짜	치료 및 경과
1	9. 18.	VIIoⅡoⅢ"oⅧoⅩo rt. / 少陰人 十二味寬中湯 10봉
2	9. 20.	진물과 膿이 약간 감소한 기분이다. 통증도 경감된 것 같다.
		VIIoⅡoⅢ"oⅧoⅩo rt.
3	9. 22.	수요일(20) 저녁부터 진물이 멈췄다. 통증도 더 감소했고 느낌도 좋다.
		VIIoⅡoⅢ"oⅧoⅩo rt. / 十二味寬中湯 5봉 / 수음체질 섭생표
4	9. 25.	주말에 진물이 나왔다.
		Cho. ⅨoⅣoⅢ'oⅧoⅡo rt.
5	9. 27.	월요일보다 어제 진물이 약간 줄었다.
		ⅨoⅣoⅢ'oⅧoⅡo×2 rt.

---

21) 보고자 : 희망한의원 이강재

회수	날짜	치료 및 경과
6	9. 29.	수요일에 진물이 많이 나오더니 어제는 말랐다. 면봉을 넣어본다
		IXoIVoIII'oVⅢoⅡo×2 rt.
7	10. 2.	진물이 계속 나온다. 외용제를 넣지 말아 보시라고 권고함.
		IXoⅢoⅢ'oIVo×2 rt.
8	10. 10	외용제 안 넣은 지 5일 됨. 간혹 진물이 소량으로 격일로 나오다가 안 나오다가 함. 통증은 경감됨. 오다가 이비인후과 들러서 왔는데 고막색이 좋아졌다고 한다.
		IXqⅢqⅢ'qIVq×2 rt. + IXqⅡqⅢ', lt.
9	10. 13.	바짝 말랐다. 통증도 거의 없다. (이대로 가면 나을 것 같다.) IXqⅢqⅢ'qIVq rt. + IXqⅡqⅢ', lt. 목음체질 섭생표로 다시 드림.
10	10. 16.	진물은 멈춘 것 같다. 경미한 통증은 있다. 통증이 잠시 생긴 후 귓밥 같은 것이 나왔다. IXqⅢqⅢ'qIVq rt. + IXqⅡqⅢ', lt.
11	10. 19.	
		IXqⅢqⅢ'qIVq rt. + IXqⅡqⅢ', lt.
12	10. 23.	진물은 안 나오는데 통증은 약간 있다.
		IXoⅢoⅢ'oIVo rt. + IXqⅡqⅢ', lt.
13	10. 27.	어제 이비인후과에 갔더니 귀속이 다 말랐다고 한다. 고막이 2/3 정도는 하얗게 됨.
		IXoⅢoⅢ'oIVo rt. + IXqⅡqⅢ', lt.
14	10. 30.	통증 조금씩 나아짐
		IXoⅢoⅢ'oIVo rt. + IXqⅡqⅢ', lt.
15	11. 2.	통증은 거의 없다. 청력이 회복은 안 된다고 하고, 이제 진물이 안 나오니까 보청기를 했다. 잇몸 염증도 좋아진 것 같다.
		IXoⅢoⅢ'oIVo rt. + IXqⅡqⅢ', lt.

[6] 고찰

이 분은 며느리가 미국 아틀란타서 한의원을 한다고 한다. 그 며느리가 8체질의학을 하는지 어떤지는 잘 모르겠으나, 아드님이 부친께서 오래도록 중이염을 앓고 있다는 소식을 듣고 인터넷으로 검색해서 우리 한의원으로 가라고 했다는 것이다. 환자분은 부천에 사신다.

초진 때 체질침 치료를 하고, 마침 냉장고에 소음인 십이미관중탕이 있어서 처방을 했다. 22일에는 약이 5봉 밖에 남지 않아서 그것만 드렸다.

수음체질 남자분은 아주 오랜만이다. / 20170922

9월 25일에 오셨는데 안색이 편치 않아 보였다. 일단 먼저, 주말에 진물이 또 나왔다고 하셨다. 그러면서 하시는 말씀이 자신의 아들이 목음체질이라는 것이다. 그리고 환자분 본인은 미국에서 목음체질로 치료를 하다가 목양체질로 한 적도 있는데 감기에 걸렸을 때 목음체질로 치료받고 좋았던 경험이 있다는 것이다. 그러면서 자신은 위장이 절대 약하지 않다고 하셨다.

며느리가 8체질 치료를 한다는 것을 알게 되었다. '아틀란타에 있는 8체질 치료를 하는 여성분'을 알고 있다. 혹시 내가 알고 있는 그분인지는 확실하지 않아서 25일에는 그것을 말하지 않고 참았다. 그리고 목음체질로 치료했다. 첫 두 번의 치료에서 효과가 나타났으므로 체형에서 의심한 목음체질 가능성은 배제했었다고 설명을 해드렸다.

수음체질로 치료한 처방이 肺補방, 膽瀉방, 大腸補방, 膀胱瀉방이므로 목음체질에서도 일시적인 효과를 나타냈다고 판단한다. 하지만 臟腑方의 실제 내용도 그렇고 '적합하지 않은 神經方'이 들어가는 고단방이므로 효과가 지속되지는 못했던 것이다.

9월 27일에 오셨을 때, 내 카카오톡에 등록된 며느님의 영문 이름을 보여드렸다.

'세상 참 좁다.' 자연스럽게 이 말이 떠오른다.

그런데 이 환자분에게는 DBPK'V가 적방은 아니라고 10월 2일에 판단했다.

그래서 DFPB로 바꾸었다. 나중에 DVP442를 추가한 것이 좋은 선택이었다고 자평한다. / 20171020

■ 어깨관절염 ■ 22)		
박OO	여	27세

[1] 초진일 : 2015년 8월 4일(水)

[2] C/C : 좌측 어깨부위 통증과 염증소견
　　　　관절가동역 제한 - 상방130도까지, 후방불편

[3] P/H : 일자목과 편두통을 가진 환자임, 타지역에서 내원하는 환자로 자주
　　　　내원하질 못함

[4] 감별체질 : 금양체질(Pul.)

[5] 치료경과

회수	날짜	치료 및 경과
1	8. 4.	좌측 어깨관절에 염증이 있다고 진단 받고 내원.
		DZP551 + DBP551
2	11. 4.	그동안 별다른 치료를 받지 못 하였음. 관절가동역 제한- 상방 150도
		DBP551 + DBa51×2
3	12. 11.	
		DBP555 b (RT. LT.)
4	12. 23.	
		DBP555 b
5	12. 28.	별 다른 호전이 없어 3단계 처방의 부족함을 느낌. 편두통과 항강 증세 호소.
		DBPV5555 b

---

22) 보고자 : 원광맥한의원 한세현

회수	날짜	치료 및 경과
6	2016. 1. 4.	좌견 움직임이 부드러움.
		DBPV5555 b
7	1. 13.	피아노 연습 때문에 손가락 관절이 아팠는데 좋아졌다고 함
		DBPV5555 + KPa51×2
8	1. 25.	천천히 움직이면 어깨가 끝까지 올라감. 통증 호전중. 어깨 양 쪽 다 편안함.
		DBPV5555 b

[6] 고찰

어깨 관절의 염증성 질환에 DBP가 호전반응을 보이나, 3단계 치료로 부족함을 느낀 케이스이다. DBPV 처방을 활용하였고 4단의 大腸方이 어깨를 통과하므로 引經작용을 하였을 것으로 추정한다.

■ 회전근개염 ■		
이○○	여	73세

[1] 초진일 : 2016년 2월 29일(月)

[2] C/C : 좌견 부위 회전근개염. 통증과 관절가동역 제한을 호소.
　　　시골에서 힘든 농사일을 하시는 할머님

[3] P/H : 고혈압과 당뇨병. 일 때문에 어깨, 허리는 고질병임

[4] 감별체질 : 금음체질(Col.)

[5] 치료경과

회수	날짜	치료 및 경과
1	2. 29.	밭일을 한 뒤로 좌견부위를 옴짝달싹 못하게 아프다고. 염증 치료를 하되 폐경락 상의 어깨 통증이었으므로 K를 선택하고 노동으로 인해 힘줄이 부은 것으로 생각되어 F를 붙임.
		KBPF5555 b (RT+LT)
2	3. 2.	관절ROM 개선됨
		KBPF5555 b (RT+LT)
3	3. 4.	통처 주변에 담경락이 지나가므로 인경작용을 위해 V 덧붙임
		KBPFV55555 b (RT+LT)
4	3. 7.	환자 만족
		KBPFV55555 b (RT+LT)
5	3. 12.	
		KBPFV55555 b (RT+LT)
6	3. 14.	같은 처방 여러 번 하면 정체되는 느낌이라 변화를 줘야 하므로
		KBPF5555 RT　KPa×2

회수	날짜	치료 및 경과
7	3. 16.	
		KBPFV55555 b (RT+LT)
8	3. 23.	자유롭게 5단계 처방과 2단계 처방도 가끔 병용함
		KBPFV55555 RT + KZa51×2
9	3. 25.	의도한 것은 아니나 골반통도 효과가 있다고 함, 환자의 몸 상태에 맞는 처방이라면 다른 곳도 좋아질 수 있다고 생각.
		KBPFV55555 RT + KZa51×2
10 ~ 14		KBPFV55555 RT + KZa51×2 이 처방으로 5회 내원 치료함.
15	4. 6.	무슨 힘든 일을 하였다고 통증이 심해져서 내원 ROM 상방 135도 나이를 고려하여 D방을 추가해 봄
		KBPFV55555 RT + DBP
16	4. 11.	결과가 나쁘지 않음을 확인하고 처방 변경
		DBPFV55555 b (RT+LT)
17 ~22	4. 13.	ROM 150도 까지 개선됨 그 후로 같은 처방으로 5회 더 치료 후 종결
		DBPFV55555 b (RT+LT)
23	7. 4.	좌측 이두근 통증으로 내원하여, 폐경락 상의 통증이어서 K 방을 붙여 인경작용을 노림. 치료 종결.
		DBPVK55555 + KZP551×2

[6] 고찰

환자를 대하다 보면 유독 침 치료 효과가 빠르고 긍정적으로 나타나는 사람이 있다. 연세도 많으시고 시골에서 힘든 노동을 계속하셔서 5단계 처방을 주로 사용하였다.

시골에서 일하면 다시 재발할 수는 있지만 치료를 통해 회전근개가 끊어지는 것은 막을 수 있겠다고 생각하였다.

▣ 견관절 충돌증후군 ▣		
이OO	여	43세

[1] 초진일 : 2016년 5월 3일(火)

[2] C/C : 좌측 견관절 충돌증후군, ROM 상방 160도에서 제한, 후방 불편, 견쇄관절부 승모근 부위 동통.

[3] P/H : 작년 11월부터 증상이 시작되어, 최근 정형외과 주사치료 1개월 중 증상의 개선이 미미하여 내원.

[4] 감별체질 : 금음체질(Col.)

[5] 치료경과

회수	날짜	치료 및 경과
1	5. 3.	저녁에 어깨 통증으로 수면이 부족해 피곤하다고. 염증과 부종 개선 목적으로
		KBP551 + KF51a×2
2	5. 6.	피로감을 덜 느낌, 어깨 부드러움, 염증과 부종개선 목적. 치료 후 편안함을 느낌. 집안일을 안 할 수는 없다고.
		KBPF5555 b (RT LT)
	5. 9.~ 5. 20	장염으로 장 치료함.
3	5. 23.	다시 어깨 치료받고 싶다.
		KBPF5555 b (RT LT)
4	5. 25.	장염으로 고생 후 어깨가 악화된 느낌. 최근의 염증이 아니므로 D방 사용하고 담경락 인경목적으로 V방을 후미에.
		DBPFV55555 b (RT LT)

회수	날짜	치료 및 경과
5	5. 27.	여전히 저녁에 에리는 통증, 뒤로 돌리기 어렵다. 견쇄관절 염증. 염증에 집중하여 처방.
		KBPFV + KBa×2
6	5. 30.	날씨가 흐려서인지 별로다.
		KBPV + DBP×2
7	6. 3.	침 맞은 후에는 느낌이 좋다. 시간이 지나면 통증 재발. 처방에 변화를 줄 때라고 생각. 담경보다는 폐경으로 인경작용 유도.
		DBPVK55555　b (RT LT)
8	6. 7.	안색이 좋다.
		DBPVK55555　b (RT LT)
9	6. 10.	
		DBPVK55555　b (RT LT)
10	6. 13.	집안일을 많이 했다.
		DBPVK55555　b (RT LT)
11	6. 15.	어깨 에리는 통증이 덜하다. 폐방을 강조 반복.
		DBPVKK555555　b (RT LT)
12	6. 17.	컨디션이 좋다.
		DBPVKK555555　b (RT LT)
13	6. 20.	소변 빈뇨증상이 있었는데 약간 좋아진다.
		DBPVKK555555　b (RT LT)
14	6. 24.	통증은 거의 좋아지고 묵직하기만 하다.
		DBPVK55555　b (RT LT)
15~ 19	~ 7. 5.	DBPVK55555　b (RT LT)
		동일한 처방 5회, 통증 완화 후 치료 종결

[6] 고찰

견관절 충돌증후군으로 인한 통증을 주소로 내원한 환자로 DBPVK 처방으로 통증을 케어해온 환자이다. 1개월 정도 시간이 지난 후 조금씩 운동을 해보시라고 하고 치료 종결하였다.

KBPF 처방으로도 어깨의 염증과 부종에 어느 정도 대응할 수 있음을 알았다. DBP 처방 후 느낌이 좋음을 확인하고 DBP 세트를 확장하여 5단계방을 구성하였다. 침 치료 다음날 환자의 안색을 살피거나 대화 중에 느낌으로 호전되고 있음을 확인하는 경우가 있는데, 은연 중에 보내는 신호를 캐치하는 게 치료에 도움이 된다. 너무 착한 환자는 계속 아프면서도 원장생각해서 좋아졌다고 거짓말을 하기도 한다.

체질침의 새로운 처방, ZBPset

ⓒ 임상8체질연구회, 2017

초판 1쇄 인쇄_ 2017년 12월 27일
초판 1쇄 발행_ 2017년 12월 30일

엮은이_임상8체질연구회(약칭 臨八硏)
만든이_ 행림서원

출판등록_ 제25100-2015-000103호
주소_ 서울 은평구 수색로 340 동일빌딩 202호
전화_ 02)597-4671-2
팩스_ 02)597-4676
이메일_ haenglim46@hanmail.net
ISBN_ 979-11-954078-9-7 93510
값_ 23,000원

4